新文京開發出版股份有限公司
NEW WCDP
新世紀・新視野・新文京 — 精選教科書・考試用書・專業參考書

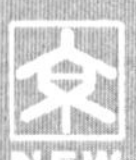

New Wun Ching Developmental Publishing Co., Ltd.
New Age · New Choice · The Best Selected Educational Publications—NEW WCDP

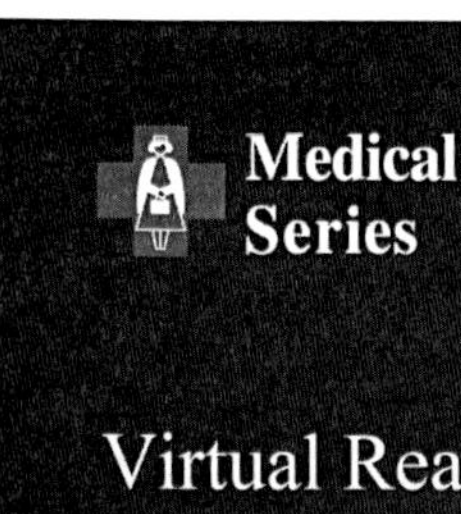

Virtual Reality Teaching Plan Design Manual

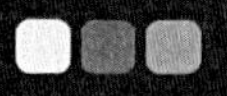

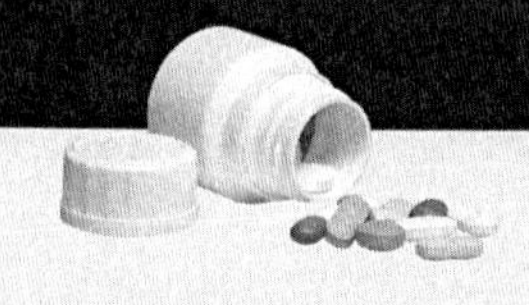

林奇宏・明金蓮・蔡秀鸞　聯合推薦

虛擬實境教案設計手冊：

臨床沉浸感之擴增　醫護教育元宇宙

童恒新　總校閱

國立陽明交通大學護理學系・宏達國際電子股份有限公司

童恒新・吳昆家・陳念筠・梅　襕・黃淑鶴・楊曼華・侯宜菁
甘佩鑫・胡慧蘭・陳俞琪・廖媛美・陳品伃・陳怡妏・劉佩青
陳紀雯・黃晨娟・蔡慈儀・孫志琪・鍾侑倫・楊秋月・鄭淑琴
周承珍・周明慧・林承霈・王子芳・林哲瑋　編著

本書介紹
PREFACE

本書集結國立陽明交通大學護理系及宏達國際電子股份有限公司(HTC)之學者及專家編撰而成，為臺灣第一本將「護理」與「虛擬實境(VR)」結合的技術操作手冊，藉由 VR 的操作，創造互動性並提供學生身歷其境的感受，降低護理科系學生進入臨床後的挫折感。

本書根據各臨床實習科別提供不同教案及 3D 影片展演，課程包括基礎護理學、成人內外科護理、兒科、婦產科、精神科、社區衛生護理、綜合臨床實習等。期望透過本書出版能推進護理數位化教學的應用。

新文京編輯部 謹識

推薦序
PREFACE

隨著科技的發展，以虛擬實境輔助教學日新月異，近期更融合VR (Virtual Reality)、AR (Augmented Reality)、及MR (Mixed Reality)等技術，元宇宙一詞於焉誕生。該詞源自Neal Stephenson於1992年出版的Snow Crash一書，內文提及未來人類戴上特製眼鏡與耳機，就能以虛擬化身優游於比現實更豐富的虛擬世界。現今，疫情的衝擊讓醫護教學現場快速改變，以VR方式進入教學現場，是現在進行式。國立陽明交通大學護理學系主任童恒新特聘教授與護理學系教師群共同研發以虛擬實境方式呈現接近臨床的真實樣貌，以利在安全無慮下讓實習生進行線上實習與案例討論。更值得一提的是，將此過程彙集成冊可傳承、分享更多醫護教育專家，此書突破傳統思維，展現擁抱革新的關鍵樞紐。

從初期的規劃及各科教案的編寫，本書設計呈現仿真的多元臨床情境，相當具挑戰性。護理學系教師群在教學上的用心與熱忱，令人感佩。期許學校與臨床教師們能藉由此實用的VR手冊培養學生與新進醫護同仁具備整合性知識及批判性思考能力，減少學用落差，提升病人的臨床照護品質，讓醫護教育能更上一層樓。

國立陽明交通大學 醫學士
美國耶魯大學生物系 博士
國立陽明交通大學教授暨校長
林奇宏 謹識

推薦序
PREFACE

模擬教育於護理教育上已行之多年，隨科技日新月異發展，近年來虛擬實境成為熱門話題。自 COVID-19 疫情，傳統課室的實體教學方式部分轉變為線上課程取代已被接受，而於護理教育中，實習為不可或缺的訓練，使用虛擬實境的教案設計，恰可提供一種更安全、方便、有效，且具備高度臨場感的教學方式。

本書將護理專業及虛擬實境科技結合，集結國立陽明交通大學護理學系及宏達國際電子多位專家學者豐富的知識與經驗彙整而成，內容除了虛擬實境之介紹，亦提供讀者多種常見護理技術與評估的虛擬實境教案腳本範例及設計指引，內容豐富、包羅護理養成各科必備核心基礎建構。

在疫情嚴峻之時，護理教育也不畏疫情阻撓踏上元宇宙時代，本書為一本值得閱讀之作，適合護理教育專家、臨床教師及新進護理師作為參考使用，透過虛擬實境教學方式，使護理學生及新進護理師有更好的學習成效，培育成為未來優秀且獨當一面的護理人員。

國立臺灣師範大學健康促進與衛生教育學系 博士
臺北榮民總醫院護理部主任
明金蓮 謹識

推薦序
PREFACE

3D 虛擬實境(Virtual Reality, VR)因其具直覺性、多重感官刺激以及遊戲互動式特性，能提供學習者彷彿身歷其境的體驗(Immersive Experiences)並刺激想像力，已逐漸成為教育界新創意的教學方式之一。近年來，美國許多學術機構或科技企業，將 3D 虛擬實境有效結合學習情境的相關開發與研究，發現虛擬實境結合傳統教學，能有效增加學生的學習參與度、學習動機、同理心、理解力及發展批判性思考能力。

透過虛擬實境提供學生觀點取替的經驗，卻能讓學習經驗更完整連續。設計虛擬實境教學需要集合研究人員、教育者以及 VR 設計師等跨界合作，透過教學目標、臨床教學內容與腳本、設計 VR 虛擬實境與拍攝、和教學成效回饋與討論，讓學生在安全的環境下更容易的學習不怕犯錯。特別是在學習成為一位稱職的護理師的養成教育中，年少的學生常害怕面對病人與家屬，或執行醫療行為或護理措施中有錯誤而使得病人傷害，因此學生藉由 3D 虛擬實境的重複學習可以增進自信心和克服恐懼感。國立陽明交通大學護理學系教師群在教學與研究的雙壓力下還能非常認真的發展臺灣第一本《虛擬實境教案設計手冊：臨床沉浸感之擴增》，令人敬佩！該書將對護理學生的學習更具效果和減少護理學生臨床實習之挫折感。

美國馬里蘭大學 護理博士

大葉大學護理暨健康學院特聘教授暨院長

蔡秀鸞 謹識

總校閱暨作者

童恒新

University of San Diego PhD

University of Pittsburgh DNP

現任國立陽明交通大學護理學系主任

現任國立陽明交通大學護理學系特聘教授

作 者

吳昆家

國立交通大學應用藝術研究所

現任宏達國際電子股份有限公司 Medical VR 部門經理

陳念筠

國立臺北護理健康大學護理學學士

現任宏達國際電子股份有限公司 Medical VR 部門工程師

梅𥌓

義守大學護理系碩士

現任國立臺灣大學醫學院附設醫院專科護理師

黃淑鶴

國立陽明大學護理學博士

現任國立陽明交通大學護理學系助理教授

楊曼華

國立陽明大學護理學博士

現任國立陽明交通大學臨床護理研究所助理教授

侯宜菁

國立陽明大學公共衛生博士

現任國立陽明交通大學護理學系副教授

甘佩鑫

長庚學校財團法人長庚科技大學護理學學士

現任三軍總醫院北投分院護理師

胡慧蘭

New York University PhD

現任國立陽明交通大學護理學系教授

陳俞琪

國立陽明大學護理學博士

現任國立陽明交通大學臨床護理研究所副教授

廖媛美

University of North Carolina at Chapel Hill, School of Nursing PhD

現任國立陽明交通大學臨床護理研究所教授

陳品仔

國立陽明交通大學臨床護理研究所碩士

現任國立臺灣大學醫學院附設醫院護理師

陳怡妏

國立陽明大學臨床護理研究所碩士

現任國立陽明交通大學護理學系講師

劉佩青

國立臺灣大學護理學博士

現任國立陽明交通大學護理學系助理教授

陳紀雯

國立臺灣大學護理學博士

現任國立陽明交通大學護理學系教授

黃晨娟

長庚大學護理學學士

現任亞東醫院專科護理師

蔡慈儀

University of California, Los Angeles, School of Public Health PhD

現任國立陽明交通大學護理學系教授

孫志琪

國立陽明大學臨床護理研究所碩士

現任臺北榮民總醫院護理師

鍾侑倫

中國醫藥大學護理學系學士

現任臺北榮民總醫院護理師

楊秋月

國立臺灣大學護理哲學博士

現任國立陽明交通大學護理學系教授

鄭淑琴

輔仁大學護理學碩士

現任國立陽明交通大學兼任實習教師

現任輔仁大學兼任講師

周承珍

University of Michigan, School of Nursing PhD

現任國立陽明交通大學社區健康照護研究所助理教授

周明慧

臺北醫學大學護理學碩士

現任衛生福利部雙和醫院護理師

現任國立陽明交通大學護理學系兼任講師

林承霈

King's College London, Nightingale Faculty of Nursing, Midwifery & Palliative Care PhD

現任國立陽明交通大學社區健康照護研究所助理教授

王子芳

University of Arizona MSN

現任國立陽明交通大學護理學系教授

林哲瑋

臺北醫學大學醫學資訊研究所博士

現任臺北醫學大學醫學模擬教育中心主任

現任臺北醫學大學醫學教育暨人文學科助理教授

目錄 CONTENTS

作者：童恒新

前言

疫情新常態的數位化教學是現在進行式與不可逆之未來趨勢。課室的傳遞知識使用線上同步或非同步或混成實體已漸漸成熟。實作的臨場操作較難用其他方式取代；因此，科技數位教學如何部分取代臨床實戰經驗或降低臨床現實休克感是真正的挑戰。虛擬實境 (Virtual reality, VR) 讓使用者產生沉浸感 (Immersion)，增加專注力、互動性及可提升親臨現場的感官。

本書介紹虛擬實境教案設計手冊：臨床沉浸感之擴增；於大學部各科實習全面展開。課程包含如下：基本護理學：安全給藥－靜脈抗生素給藥、內外科護理學：術後關鍵時刻、兒科護理學：第一型糖尿病兒童的血糖控制與照護、婦嬰護理學：新手媽媽求生記、精神科護理學：雙相情緒障礙症個案的治療性互動與照護、社區衛生護理學：破除寒冰一萬重－慢性病家庭訪視與照護、綜合臨床實習：腹瀉之臨床推理。

疫情嚴峻時可透過遠距學習運用虛擬實境，疫情穩定或無疫情時依然可以運用 VR 教案於線下個案討論。本書是第一本集結護理專業與科技的操作手冊並同時提供教案部分的 3D 影片展演；期望藉此共享機制壓縮讀者摸索期達成護理專業互相學習成長與共榮的實踐。

作者：童恒新

模擬教育介紹與重要性

照護品質的提升無止盡，培育照護人才亦需要與時精進不斷提升學習成效及開展因應時代變化的教學模式。醫療環境的改變、人口結構的高齡化與疾病型態的不同增加照護的複雜度，引導醫護學生進入實習進而無縫接軌至臨床是現今醫護教育的重大挑戰。

模擬教育(simulation based education)意旨讓人在人工製造出的擬真環境中可以體驗類似真實事件，以透過學習提升面對事件的反應行為；此種教育模式運用人為特定的情境讓學生重複練習以達成學習成效(Al-Elq, 2010; Lioce, 2020)。研究指出模擬教育儼然是一種有成效的方式幫助學生在模擬情境中體驗與刻意練習，可大幅度降低校園與實戰的落差，提升養成教育的流暢度(Hayden et al., 2014; Sullivan et al., 2019)。

模擬教育於醫護專業的運用行之有年，針對於護理專業層面從大學部護理系學生至臨床護理師延伸至進階護理師，皆有其運用模擬教育的成效。首先，美國全國性調查大學護理學系學生，發現當模擬取代高達 50%的傳統臨床時間時，經由實體臨床訓練與模擬教育模式訓練之成果包含臨床評估能力、護理師證照通過率與臨床準備度皆無區別(Hayden et al., 2014)。進階護理師部分，一項針對美加地區調查，研究結果指出 77%的受調查教師支持模擬教育可部分取代實體實習；更有高達 98%的進階護理師碩士課程運用模擬教育概念設計(Nye et al., 2019)。

透過模擬教育模式可提供安全的擬真臨床場景，亦可經由虛擬實境(Virtual reality, VR)重複使用虛擬模擬情境，與環境的浸潤可加值教師教學品質與學生學習成效（童，2021）。

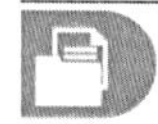

參考文獻 REFERENCE

童恒新(2021)・疫情下擁抱革新與創新：虛擬仿真科技在專科護理師教育之應用・*護理雜誌*，*68*(5)，7-12。

Al-Elq, A. H. (2010). Simulation-based medical teaching and learning. *Journal of Family & Community Medicine, 17*(1), 35-40. https://doi. org/10.4103/1319-1683.68787

Hayden, J. K., Smiley, R. A., Alexander, M., Kardong-Edgren, S., & Jeffries, P. R. (2014). The NCSBN national simulation study: A longitudinal, randomized, controlled study replacing clinical hours with simulation in prelicensure nursing education. *Journal of Nursing Regulation, 5*(2, Suppl.), S1-S64. https://doi.org/10.1016/S21 55-8256(15)30062-4

Lioce, L., Conelius, J., Brown, K., Schneidereith, T., Nye, C., Weston, C., & Bigley, M. (2020). Simulation guidelines and best practices for nurse practitioner programs. *National Organization of Nurse Practitioner Faculties.* https://cdn.ymaws.com/www.nonpf.org/resource/resmgr/doc/simulationnewfolder/20201022_sobp_final.pdf

Sullivan, N., Swoboda, S. M., Breymier, T., Lucas, L., Sarasnick, J., Rutherford-Hemming, T., Budhathoki, C., & Kardong-Edgren, S. (2019). Emerging evidence toward a 2:1 clinical to simulation ratio: A study comparing the traditional clinical and simulation settings. *Clinical Simulation in Nursing*, 30, 34-41. https://doi.org/10.1016/j.ecns.2019.03.003

作者：吳昆家、陳念筠、梅𥳞

虛擬實境介紹與操作指引

3-1 虛擬實境

虛擬實境(Virtual reality, VR)的概念最早可追朔至 1935 年美國作家 Stanley G. Weinbaum 的科幻小說《Pygmalion's Spectacles（皮格馬利翁的眼鏡）》。在這部小說中，主角在酒後半夢半醒之間遇到了一位小精靈教授，這位教授有一個神奇的道具，外觀像是一個防毒面具並連接一個橡膠口含器，只要戴上它，就可以進入電影之中，可以同時感受到視覺、聽覺、嗅覺、觸覺與味覺，並且與電影中的人物對話。

在 1957~1962 年之間，美國的電影製作人 Morton Heilig 打造了人類史上第一臺虛擬實境機器，當時命名為 Sensorama，外觀就像是一臺大型的街機遊戲，其中包含了立體彩色顯示器、風扇、氣味發射器、立體聲喇叭和會震動的座椅。Morton Heilig 的身分相當多元，身兼製片、導演、作家、攝影師與剪輯師等工作。當時為了追求理想中的劇院體驗，他把視覺、聽覺、嗅覺、觸覺等四種感官體驗結合在一起，並宣稱這就是未來電影院的樣貌。搭配 Sensorama 部機器，Morton Heilig 製作了五部短片，其中一部模擬了在紐約街頭騎機車的體驗，觀影者不只可以看到影像、聽到聲音，還可以感受到因機車加速而產生的風、聞到引擎

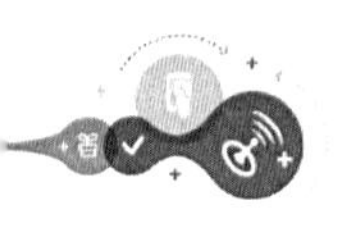

燃燒汽油所產生的味道、甚至是路邊披薩攤所飄出的陣陣香氣（圖 3-1）。

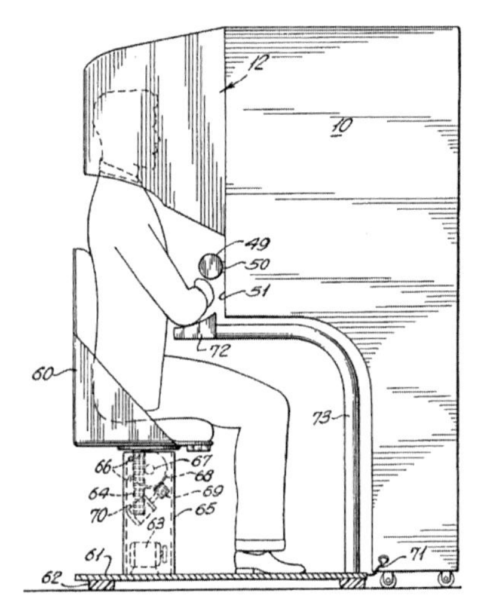

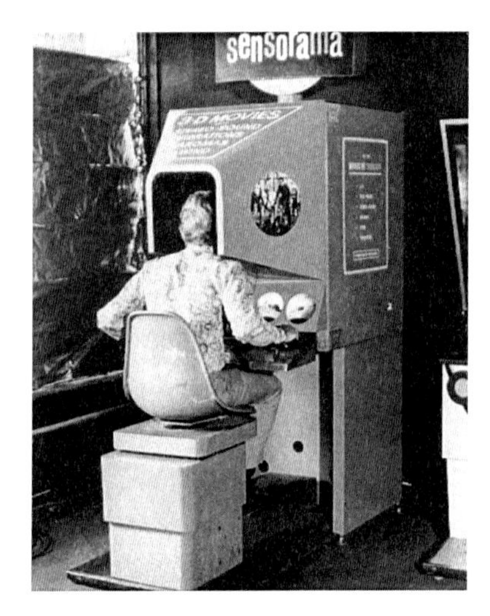

圖 3-1　Sensorama

資料來源：Morton Heilig, Wikimedia; Minecraftpsyco, Wikipedia.

經過 60 多年的科技演進，目前市面上所販售的 VR 設備日漸成熟，以視覺與聽覺兩大感官為主，另外再加上兩支手持控制器作為主要互動介面。更先進者則加上手勢辨識，讓使用者直接用雙手與虛擬物件互動，進行碰觸、抓取、點選等動作，以達到更自然、更沉浸的體驗。

若要利用 VR 作為一種學習工具，就必須先了解這項科技的特質。由美國 Grigore C. Burdea 教授與 Philippe Coiffet 在 1994 年所提出 Virtual Reality Triangle 清楚指出 VR 的三大特質，包括：沉浸感(Immersion)、互動性(Interaction)、想像力(Imagination)。其中最特別的是「沉浸感」，這也是 VR 有別於其他教學科技的地方。因為 VR 畫面涵蓋了人眼全部的視野範圍，且會隨著身體與頭部的擺動而變化，強大的視覺效果讓使用者會有一種置身其中的錯覺，會更融入內容、相信自己所看到的一切，甚至會有脫離現實時空的感覺。透過 VR 科技，學習者可以輕易的切換各種情境，任意選擇觀看的角度，同時能與內容產生互動。相對於單純的聽、說、讀、寫，VR 可以讓學員透過動手操作來學習，因此會有更深刻的記憶與更好的學習成效，是相當強大的模擬與學習工具（圖 3-2）。

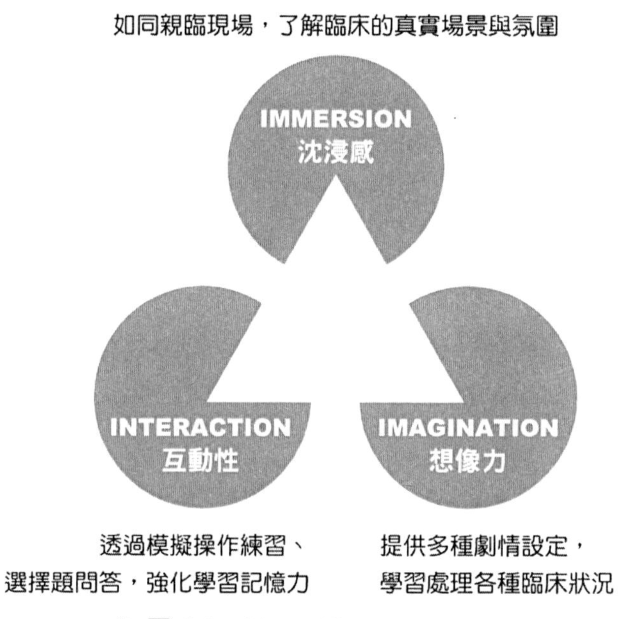

圖 3-2　Virtual Reality Triangle

虛擬實境的硬體與軟體

VR 硬體設備可分為兩大類：PC VR 與 Standalone VR（一體機）。前者本質上就是一個具備動態追蹤功能的顯示器，需要連接電腦才能使用，有些機型需搭配定位用的 2 個基地臺；後者則是將所有的元件整合成為單一裝置，可以獨立運作，並且不需要額外的基地臺來協助定位。這兩種類型的 VR 設備都包含：頭戴式顯示器、手持式控制器（圖 3-3、圖 3-4）。

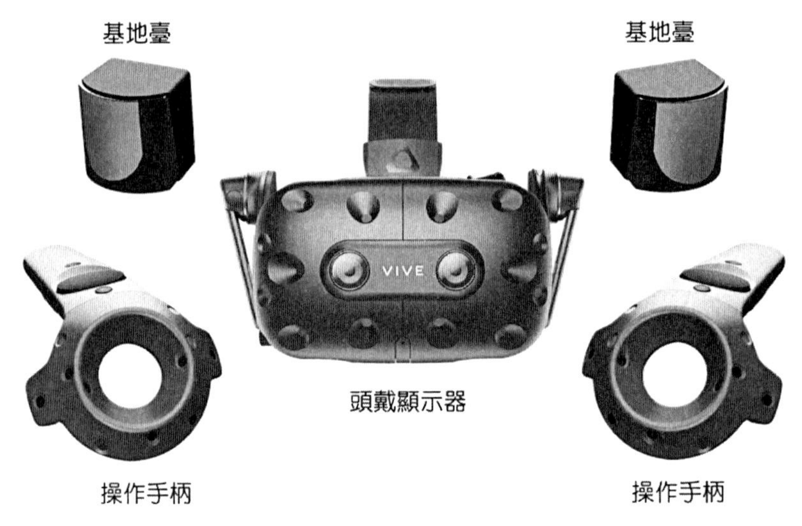

圖 3-3　PC VR

VR 軟體可分為兩大表現形式：360 度全景影片、3D 任務模擬遊戲。前者是以實際場景所拍攝而成，讓學員透過身歷其境的觀察，學習各種的經驗與知識；後者則是以 3D 模型呈現，讓學習者可以如同玩電腦遊戲一般，透過一連串的任務闖關來達成學習目的。這兩種形式各有其特點，在功能與使用時機上彼此互補，教師可依據不同的教學的需求來選擇。VR 教材並非用來取代任何現有的教學方式與材料，而是基於現有基礎之上，提供一種新的學習模式，讓學員有多元且有效的選擇（圖 3-5）。

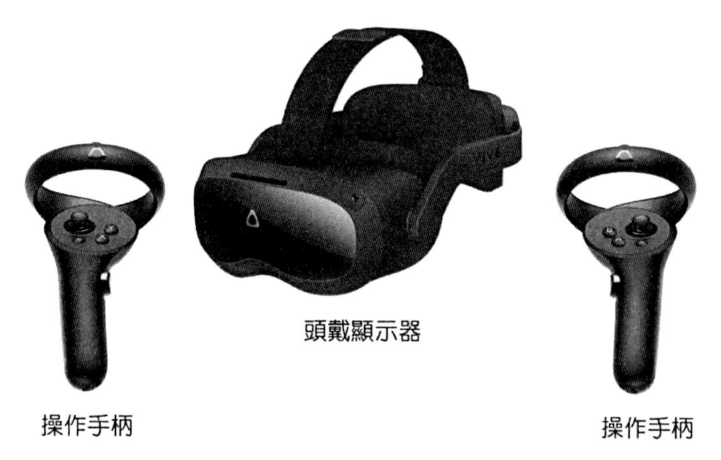

圖 3-4　Standalone VR

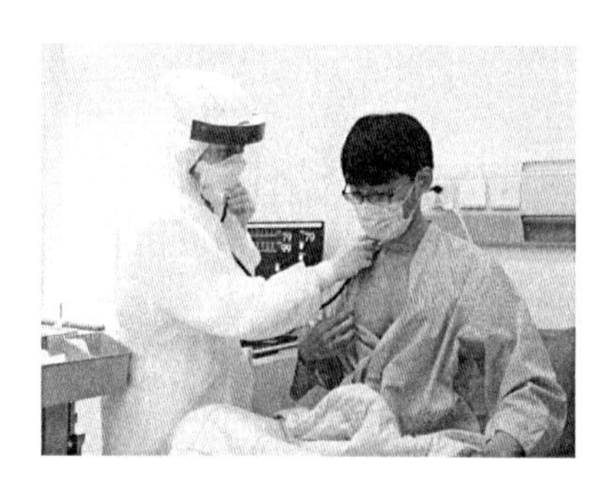

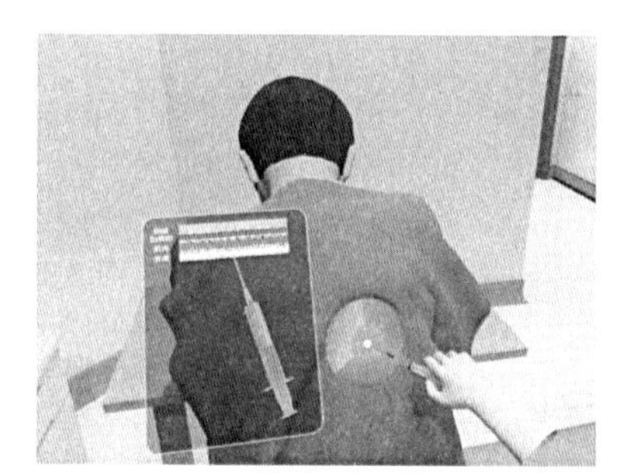

圖 3-5　360 度全景影片與 3D 任務模擬遊戲

3-2　互動式 360 度全景影片教案

雖然目前 VR 是相當熱門的科技話題，但對於教師來說，市面上現成、可用於教學的 VR 軟體並不多。走在趨勢前端的新創者(Innovator)與早期採用者(Early adopter)經常會「親自」選擇動手設計、開發符合自己教學需求的 VR 教材。其中，互動式 360 影片教案是入門檻較低的形式，不需價格高昂的儀器設備、也不

用撰寫複雜的程式，大部分的教師都能輕鬆上手，以低廉的成本創作出大量的教案。

360 度影片 (360-degree video) 又稱全景影片 (Panoramic video)，是由特殊的全景相機所拍攝而成。與一般相機不同，市售消費型的全景相機通常具有 2 顆的超廣角魚眼鏡頭，可以同時拍攝前後兩個 180 度以上的畫面，再利用軟體合成的方式，將兩個畫面縫合成一個完整的 360 度畫面。雖然視野內的所有角度都會被拍攝下來，但在 VR 的環境下，是由觀看者自己控制觀看的角度。因此，拍攝 360 度影片的重點是「選擇觀看者的位置」，根據拍攝內容與教學需求，把相機放在可以清楚拍下全貌的位置即可（圖 3-6）。

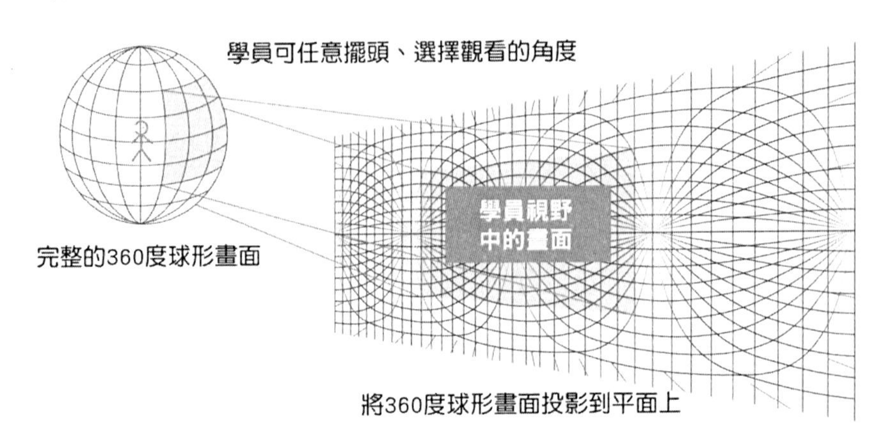

圖 3-6　球形畫面與投影

在「互動式 360 度全景影片教案」中，可以讓學員自由探索場景、觀看實況影片，並且透過選擇題的機制，實現評量測驗與互動式劇情的效果。在教案中，也可使用各式媒體作為教學輔助內容，包括：文字、照片／圖表、聲音、影片。這類型教案適合用於「知識」與「態度」的學習，特別是針對場景危險、設備稀缺、情境罕見、任務複雜、不易實際模擬、需要感同身受的主題，可以讓學員在短時間內以較低的成本來獲取所需的經驗與知識。俗話說的好，不經一事不長一智。在經驗學習理論(Experiential learning theory, David Kolb)中，也特別強調體驗、觀察、反思與分析歸納對於學習的重要性。「互動式 360 度全景影片教案」就像是各種情境的收藏庫，將教師長年累積的經驗與故事濃縮在一起，透過 VR 裝置灌注到學員的腦袋裡。學員只需動動手指，就可以任意穿梭在不同的時空之間，快速累積知識與經驗值。

在製作「互動式 360 度全景影片教案」時，最首要的就是針對特定的學員選擇合適的主題，並且撰寫符合教學目標與學員程度的劇本。為了充分利用 360 影片的特點，好的拍攝主題通常是：強調環境與空間感、具有特殊臨場感與氣氛、任務複雜度高、體驗不易想像。除此之外，還需考慮拍攝對象與內容的實際可觸及性，若教師能夠輕易的重現真實場景與任務，甚至隨時可帶學員進到現實場域進行操作與教學，在成本與效率的考量下，拍攝 360 度影片的必要性就大幅降低。

以下進一步說明製作「互動式 360 度全景影片教案」所需的硬體與軟體，並且提供一份簡要的工作流程供讀者參考。

一、硬體設備

1. 360 度全景相機（含腳架，用以拍攝 360 度全景影片）。
2. 電腦（用以編輯影片與設計教案）。
3. VR 頭戴式顯示器（用以觀看影片與教案效果）。

二、應用軟體

1. 360 度全景影片縫圖軟體（相機廠商都會提供專用軟體）。
2. 教案平臺（本書的案例是使用 Virti 平臺）。

三、工作流程

1. 選題與撰寫劇本。
2. 招募演員與拍攝工作人員。
3. 準備場地、用物與設備。
4. 預演（正式拍攝日之前舉辦至少一次）。
5. 正式拍攝。
6. 備份原始檔案（各廠牌的檔案格式不一，須參考其說明書）。
7. 縫合並輸出 360 度全景影片（MP4 格式，比例為 2：1）。
8. 影片後製（使用影音編輯軟體，例如：Adobe Premiere Pro）。
9. 上傳影片與編輯教案（本書的案例是使用 Virti 平臺）。
10. 預覽效果與修正設計。

3-3 影片拍攝與教案設計

一、視角選擇

在拍攝 360 度全景影片時，有兩種視角可以選擇：主觀視角、第三人視角，前者強調主觀心理感受，而後者則著重於客觀事實理解。「主觀視角」指的是將全景相機擺在故事主角的位置，劇中演員是看著鏡頭說話，而扮演故事主角的演員在鏡頭後方可用雙手進行任務操作。在 VR 的觀看環境下，主觀視角可讓學者有較強的親身參與感，特別適合營造體驗、傳達情感性的訴求。「第三人視角」則是指是將全景相機擺在場景中的任意位置，以清楚觀察整體環境與活動為主，劇中演員並不直接看著鏡頭講話或做任何的互動。在 VR 的觀看環境下，第三人視角就像是一個隱形的觀察員，可讓學者對整體活動有更清楚的理解，較適合學習團隊合作與複雜任務。由於攝影器材與時間成本的限制，當故事主角有大幅動作或位移時，就只能選擇第三人視角來拍攝。

在架設全景相機時，相機的位置就是學員所站的位置，必須能清楚觀察到事件全貌，依距離的遠近可區分為「宏觀」與「微觀」兩種模式。宏觀模式是指相機距離被攝對象 2~4 公尺，可給予觀看者較全面性的視野，適用於觀察團隊任務如何進行，例如：在進行急救時，多位醫護人員同時參與，可將相機擺放在主治醫師所站的位置。微觀模式是指相機距離被攝對象 0.6~2 公尺，可讓觀看者清楚觀察動作執行的細節，例如：在進行急救時，要觀察醫師插管的操作技巧與視野，可將相機擺放在醫師身旁的位置。全景相機的最近拍攝距離約為 60 公分，當相機太靠近主要被攝物體或人物時，會產生明顯變形與壓迫感，必須盡量避免。

二、預演檢討

正式拍攝前的預演是經常被忽略的一環，但卻會大大影響影片拍攝的品質與效率。預演的主要目的是要確認：環境設定、用物設備、演員動線、鏡頭位置，同時也可藉由預演檢查劇本需修正或不足之處。在正式拍攝時，缺少任何一個東西都會讓拍攝工作暫停，若再加上拍攝場地或演員的時間無法配合，一切的壓力都會反映在拍攝成果的品質上。預演提供了討論與腦力激盪的機會，同時可減少劇本中未描述的模糊空間。太多的不確定事項會讓正式拍攝所需的時間大幅增加，拍攝品質也會隨著體力與耐心快速下滑。

影片的擬真程度指的是「還原現場真實狀況的能力」，其構成要素相當多，例如：劇本、演員、場景、用物、服裝、動作、對白、情緒等，都會影響學員在觀看影片時的體驗與代入感。搭配上虛擬實境的高沉浸感，優秀的 360 度全景影片可以使學員更快「入戲」，深刻體驗實境氛圍、加強概念理解與情緒感受。相較於口語或文字的描述，360 度全景影片更能將教案中所描述的情境重現於學員眼前，優點是直觀且可降低溝通傳達的誤差。但要拍攝出高擬真度的模擬影片，也是得付出相當的心力，即便是早已習以為常的動作與對話，也會因為拍攝所帶來的壓力而變得不自然。在追求高擬真度的同時，還需兼顧教案拍攝的成本與效率，預演就是達成此目標的關鍵技巧。

三、拍攝任務分配

影片拍攝是需要多人配合的任務，除了演員之外，工作人員的角色更是至關重要。小至場景布置、道具準備、服裝儀容，大至相機操控、收音品質、臺詞語氣、動作演出、時程掌控，每一個項目都會影響拍攝成果。在專業的劇組中，每項工作都有專人負責，以確保每一個環節都不出差錯。對於大多數的教師來說，並沒有那樣龐大的人力與資源，一切須以最精簡的方式來進行。在正式拍攝時，除了演員之外，有四個必要的工作人員，包括：導演、場務、場記、攝影。每個工作人員各司其職才能使拍攝過程順暢、有效率，確保產出高品質的影片。在教學單位中，通常是由教師負責編寫教案劇本、擔任導演，再由助教或高年級學生負責拍攝與製作相關工作（註：以下角色職責是依據教師拍攝 360 度全景影片教案之需求所設計，並非影視行業中的標準定義）。

1. 導演：指揮全體工作人員，確認演出正確，並掌握拍攝時間。
2. 場務：準備設備與用物，確認場景設定與演員服裝是否正確。
3. 場記：打版、紀錄場次狀況（是否有缺失、最佳可用場次）。
4. 攝影：負責操作 360 攝影機、拍攝劇照（各段劇情的關鍵畫面或教學所需之特寫鏡頭，可用於後續的教學與簡報）。

四、拍攝現場工作流程

1. 彩排（確認：動作、臺詞、走位、用物）。
2. 演員準備就緒。
3. 啟動麥克風（若使用相機內建的麥克風，此步驟可略過）。
4. 啟動相機、開始錄影。
5. 打版（舉例，場記人員喊：場景一、第一次拍攝）。
6. 清場（所有人員離開拍攝區域）。
7. 導演喊：3、2、1，ACTION~
8. 演員演出。
9. 導演喊：Cut~（演出完畢或 NG 時）。
10. 檢視畫面（使用相機原廠的 App 觀看，若有 NG 則重拍）。
11. 拍攝劇照（各段劇情的關鍵畫面、教學所需之特寫鏡頭）。
12. 繼續下一場景的拍攝。

3-4 教案版本規劃

為了滿足教學與評量的需求，參考 Peyton's 四步驟教學法 (Peyton's 4 step approach for skills teaching)的觀念（圖 3-7），教案可基於同一套劇本設計出三個版本，包括：基礎版、解析版、測驗版。

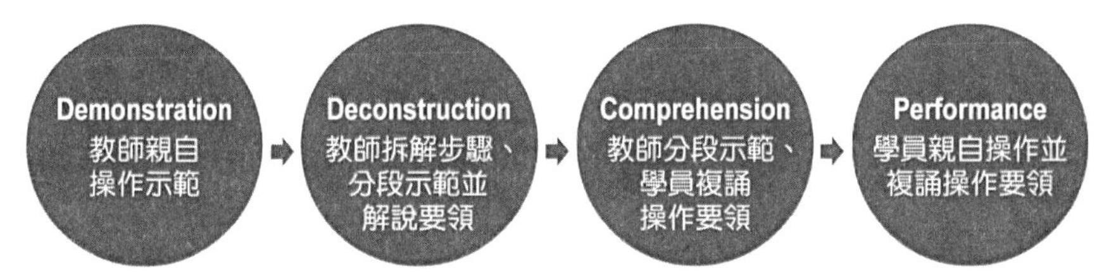

圖 3-7 Peyton's 4 Step Approach for Skills Teaching

對應至 Peyton's 四步驟教學法，「基礎版」的功能等同於「教師實作示範」(Demonstration)，由單純的情境影片所構成，不含任何的解說資訊，主要用途是讓學員在無任何輔助資訊的狀況下，觀察任務或情境如何進行。「解析版」的功能等同於「教師解構說明」(Deconstruction)，由情境影片與大量的解說資訊所組成，臨床思維與行為準則相關的說明都可包含在內，目標是讓學員在無旁人指導的狀況下自我學習。「測驗版」的功能則類似於「學員理解複誦」(Comprehension)，搭配劇情的進行，以選擇題的形式來導引學員作答，並評估其理解與記憶的程度。同時，可利用選擇題來帶出多軸的劇情走向，學員的判斷將影響故事情節與結局，可有效維持其專注力與學習樂趣。這三種版本可應用於

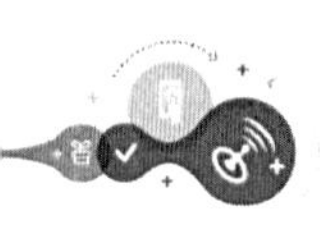

不同階段的教學活動，包括：課前預習、課中討論、課後複習與測驗。

最後，特別提醒各位教師，互動式 360 度全景影片教案並非用來取代任何一種現有的教學工具，而是必須互相搭配，各自發揮所長才能成就優質、高效的教學活動，進而提升學員學習經驗與成效。

作者：黃淑鶴、楊曼華、侯宜菁、甘佩鑫

基本護理學：安全給藥－靜脈抗生素給藥

安全給藥，尤其是靜脈點滴給藥，是基本護理學相當重要的照護技術，需要藥物學知識，包括了解藥物種類、藥物作用與副作用，尤其是盤尼西林抗生素的副作用、過敏反應、處置與預防。並且還需要正確執行藥物稀釋與抽取藥物、靜脈加藥的無菌技術、三讀五對的給藥步驟（張怡雅，2020）。現在有些醫院針對盤尼西林(Penicillin)類抗生素給藥，已經不再進行給藥前的盤尼西林測試皮膚試驗(Penicillin skin test, PST)，因此學生更需要學習給藥前，執行與病人溝通與收集其抗生素藥物使用經驗及藥物過敏史，同時也需學習盤尼西林測試皮膚試驗的執行步驟與注意事項（林佩津，2008）。

以下針對本教案之教學目的與目標、評量標的與設計、教案內容與腳本、教學成效回饋與討論，說明如下。

4-1 教學目的與目標

一、教學目的

1. 學生學會安全給藥之注意事項。
2. 學生學會抗生素靜脈給藥的標準流程與相關技術操作注意事項。

3. 學生學會靜脈管路維護之護理技術。
4. 臨床上常見的盤尼西林類抗生素使用之過敏徵象與處置，及預防測試方式與注意事項。
5. 給藥技術之醫病溝通與醫護溝通。
6. 醫療用品使用後之垃圾分類。

二、教學目標

1. 學生學會抗生素靜脈給藥的流程。
2. 學生能夠判斷盤尼西林類藥物注射前之查核事項。
3. 學生能夠了解給藥前三讀五對之重要性。
4. 學生能夠評估給藥前注射管路之檢查與處置事項。
5. 學生能夠了解靜脈點滴加藥無菌護理技術之操作及注意事項。
6. 學生能夠了解藥物滴注之相關照護事項。
7. 學生學會靜脈給藥管路維護的各項注意事項。
8. 學生能夠正確理解注射用物之處置，如垃圾分類。

4-2 評量標的與設計

傳統安全給藥技術的教導方法，多有課室教學、示範教室練習，但因為技術操作步驟及各項注意事項繁複（張怡雅，2020），加上學生尚未進入醫院進行臨床實習，對醫院實際場景及與個案溝通都需要虛擬實境(virtual reality, VR)或擴增實境(augmented reality, AR)影音教材幫忙。因此本教案設計是先經由教學共識會議討論出最需要的護理照護技術項目，再擬定此教案的教學目標，透過小組進行教案的設計與編寫進行修正，再藉由 360 度擬真影片拍攝與剪輯，並且納入學習評量考題而成。透過學習目的與操作步驟，插入該部分考評的題目，以學生能夠正確回答，以做為學生自我評量學習成效之參考依據。

評量項目預計評核標的如下：

1. 查核抗生素種類與確認病人藥物過敏史。
2. 判斷盤尼西林類藥物注射前之查核相關事項。
3. 判斷與正確選擇給藥前三讀五對項目。
4. 判斷給藥前注射管路通暢及注射部位狀況評估及正確處置。
5. 判斷靜脈點滴加藥無菌護理技術之操作注意事項。
6. 學生正確判斷藥物滴注速度（滴數）。
7. 學生正確判斷靜脈給藥管路維護的注意事項。
8. 學生能夠正確判斷出注射用物之處置，如垃圾分類。

4-3 教案內容與腳本

教案內容包括教案內容病情說明、照護過程之相關資料與場景內人物之對話或動作及所需要的物品都需要標註清楚。

如以下腳本範例。

一、病情說明

內容包括病人病房、床號、年齡、性別、診斷、入院原因與病況、過去病史、醫療診察結果及治療計畫。

二、解題說明

要將考核題目內容、答案及解析所放置位置等，都應清楚標示。每一段學習影片內容，隨即出現成效評量問題，以核對藥物處方後，學生針對不懂的藥物，應該採取的行動為例，學生選完答案送出後，系統設計會立即給予學生答題正確與否（用顏色標示並記錄在學生此次學習檔案內），或答案的解析或說明「先查藥典了解藥物種類及注意事項，再詢問藥物諮詢或學長姊（臨床指導老師）進行確認（正確）」，以加深學生印象。此種方式除了考核學生外，另有再次給予正確步驟的教學目的。

4-4 教學成效回饋與討論

教學成效評值包括兩部分，包括學生的閱讀影片次數與考核題目填答正確性比例及學習滿意度。

一、學生的閱讀影片次數與考核題目填答正確性比例

由影片播放系統針對學生進行影片學習狀況的統計分析，例如本教案所拍攝影片是置放在 Virti VR 教案開發平臺，教師可以由此系統的統計資料，了解學生對此教案影片的學習次數、學習時間與學生間的差異進行統計，以了解學生的學習狀況。例如學生每題平均作答時間為 7.45 秒，平均填答正確比例為 83%。

二、學習滿意度

學習滿意度評量是依據教學目標所擬定，採不記名網路填答，也可以由學校的學習系統來進行目標班級的學習滿意度調查。包括有 10 題滿意度量性評量及三題質性意見回饋。

（一）量性回饋

評量尺規為 1~4 分，1 分表非常不滿意，4 分表非常滿意。學生在各題的滿意度平均分數為 3.25~3.63。其中最佳的是「有助於我學習詢問個案用藥與過敏史的溝通方式詢問內容」的學習（表 4-1）。

表 4-1 量性評量

題 目	平均得分
有助於學習抗生素給藥的步驟與注意事項	3.59
有助於學習詢問個案用藥與過敏史的溝通方式詢問內容	3.63
有助於學習 Penicillin 抗生素的給藥注意事項	3.5
有助於對 PST 操作各項步驟的學習	3.44
有助於對給藥操作各項步驟的學習	3.44
讓我熟悉抗生素給藥的照護內容	3.56
有助我減低進入臨床實作時的焦慮	3.26
虛擬教學介面很容易且方便操作	3.21
我滿意此虛擬實境課程內容	3.43
我滿意此虛擬實境的教學方式	3.26

（二）質性回饋

運用包括 3 題開放性意見回饋，包括「請問您在此安全給藥之虛擬實境教學中，獲得最大的學習幫助為何？」「曾遇到的困難為何？」「你如何克服解決？」「對此教學內容與方式的建議為何？」等。

透過質性資料的提供有助於教師了解到學生的意見，可以用於教案擬定的改進的方向。例如其中一題，學生在此虛擬實境教案的學習獲益？學生多表示透過此虛擬實境教學影片，可以很實際的看到治療環境，很像在病房。透過影片可以看得更清楚明白給藥流程及注意事項。學習到的不只是技術，而是真正和病人接觸的溝通過程與流程。例如：跟醫師確認醫囑、藥物滴注速度，一秒滴幾滴？IV bag 開關等。讓自己（學生）更輕易地學習到安全給予抗生素的給藥知識與技巧。而進行過臨床基本護理學實習過的學生也回饋表示，這個教案有模擬到實際去醫院病房實習時遇到的靜脈注射給藥情境，看影片可以重新檢視自己給藥時有哪些需要改進的地方。

結 論

本教案之擬定初期透過護理團隊會議，結合基本護理學的學生程度及學習目標，並收集相關臨床與學理資料，擬定教案大綱，透過單位主管將外部資源納入，尤其是網路科技平臺與影片拍攝。例如本教案拍攝透過 HTC 虛擬實境專業拍攝與影片剪輯團隊的協助指導，進行虛擬實境教案的影片拍攝腳本的撰寫，如分場幕、分鏡頭、數位評量的設定方式及影片拍攝與剪輯，才得以完成虛擬實境教學影片。加上網路教學應用程式(Virti VR)的運用等，使得學生可以直接使用手機、平板、電腦，或加上虛擬實境頭戴顯示器或眼鏡，均可以觀看學習(Ferguson et al, 2015; Garrett, Jackson, & Wilson, 2015; McCarthy & Uppot, 2019)，也可以減輕學生的學習焦慮及增加其學習成效(Ball & Hussey, 2020)。

附錄 腳本範例 核對藥物處方與藥物過敏史

演員：護理師、病人、醫師。

病人病況之說明：

19 病房 35 床病人，姓名：王政一，男性，35 歲，因末期腎臟病持續進行血液透析的病人。此次入院原因為一星期前騎機車跌倒左腳擦傷，由家人自行擦藥後未改善，且受傷口部位紅腫痛加劇，且有發燒，送至醫院急診，先給予抽血檢驗及施打靜脈留置針，再予 1/2 食鹽水溶液滴注。確立診斷為左腳蜂窩性組織炎，收治住院治療，治療計畫：施打抗生素及傷口照護（圖 4-1、圖 4-2）。

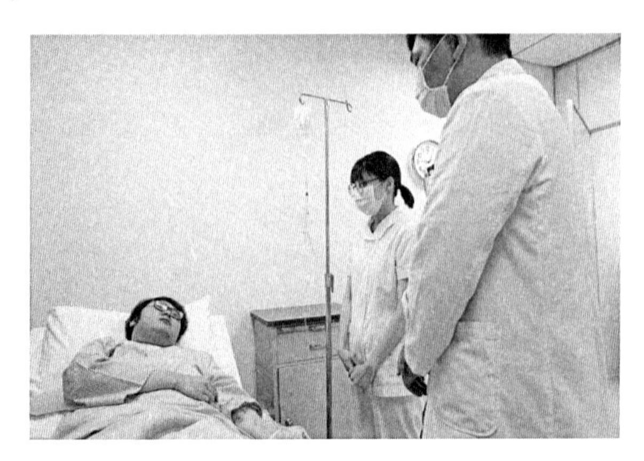

圖 4-1　與病人溝通，收集其抗生素藥物使用經驗及藥物過敏史

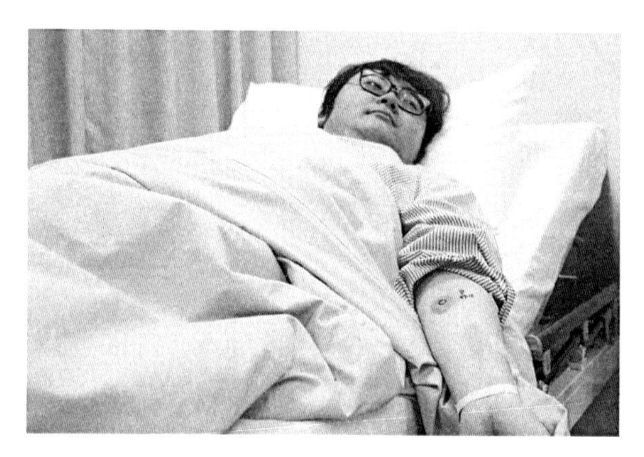

圖 4-2　給予盤尼西林藥物前，先實施 PST，確認不會產生過敏反應

場　景	說　明
第一幕	護理站護理師查看 BCMA 核對醫囑
護理站 (Scene 1)	醫師開立醫囑： 1/2 Saline 500 c.c. QD IVD for Drug Neomycin Oint 0.5% 1-oz X1 TUB T QD Ocillina power *inj 500 mg 2,000 mg Q6HV IVA
評量一	題目：護理師，您現在該做什麼處置？（複選題） 選項： 1. 核對病人床號、姓名、生日是否正確 2. 確認病人是否曾有藥物過敏史及目前 TPR & BP 3. 需核對病人靜脈點滴注射部位與溶液 （正解 1、2、3，全選正確，接場下景）
護理站 (Scene 2)	護理師查閱醫囑後，發現自己對 Ocillina 藥物不熟悉。 護理師說：Ocillina 是什麼藥？

場 景	說 明
評量二	題目：查閱醫囑時，若發現對於 Ocillina 藥物不熟悉，臨床護理師應該才取什麼行動較佳？ 選項： 1. 問學長姊 2. 打電話問藥物諮詢 3. 先查藥典了解藥物種類及注意事項，再詢問藥物諮詢或學長姊（臨床指導老師）進行確認（正確）
護理站 (Scene 3)	護理師查閱藥物使用說明後，發現 Ocillina power *inj，學名是 Oxacillin，是青黴素類抗生素，藥物過敏可能會產生無防禦性休克(fatal anaphylactic reaction)。護理師說：「青黴素類抗生素就是 Penicillin 抗生素」
點選不同處置內容	依據常規，給予盤尼西林藥物前，不用執行 PST 的處置，請跳第二幕；需執行 PST 的處置，請跳第三幕
第二幕	第一次給予盤尼西林藥物前不用執行 PST（如臺北榮總）
評量三	題目：護理師在第一次給予盤尼西林藥物前，應該先進行下列哪項行動？ 選項： 1. 直接取藥盡快完成盤尼西林皮膚試驗(PST)（錯誤，目前給藥前多已不需要執行 PST） 2. 依據常規，直接取藥盡快執行給藥（選擇此選項則直接到嚴重過敏反應一幕） 3. 依據常規，直接取藥，但給藥前先確認病人是否曾對青黴素類抗生素和盤尼西林過敏（正確，以確保 PST 安全）（張怡雅，2020）

場 景	說 明
病人單位 (Scene 4)	護理師：「王先生您好，因為你左腳蜂窩性組織炎，需要注射抗生素治療。我想詢問您，您以前有打過青黴素或是盤尼西林類的藥嗎？」 王先生：「我以前好像有用過盤尼西林類的消炎針。」 護理師：「那你以前用盤尼西林類有過敏嗎？」 王先生：「有喔。」 護理師：「請問你是怎樣的過敏狀況？」
解析	1. 一般人會將抗生素誤為消炎藥 2. 當病人宣稱：有 Penicillin 藥物過敏史，進行 PST(+)機率為 14~72%，施打後發敏反應機率為 50~70% 當病人宣稱：無 Penicillin 藥物過敏史，進行 PST(+)機率為 0.9%，施打後發敏反應機率為 9%。因此詢問藥物過敏史相當重要（林佩津，2008）

教案影片連結

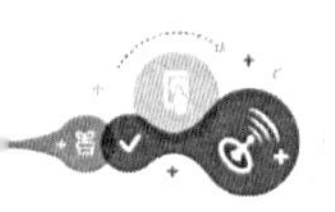

參考文獻 REFERENCE

林佩津(2008)．本院 penicillin 皮膚測試(penicillin skin test, PST)之臨床指引．*藥訊*，3-8。

張怡雅(2020)．給藥法．*新編基本護理學：學理與技術*（3 版）．新文京。

謝旻儕、林語瑄(2017)．虛擬實境與擴增實境在醫護實務與教育之應用．*護理雜誌*，*64*(6)，12-18。

Ball, S., & Hussey, L. C. (2020). The effects of augmented reality on prelicensure nursing students' anxiety levels. *Journal of Nursing Education, 59*(3), 142-148.

Ferguson, C., Davidson, P. M., Scott, P. J., Jackson, D., & Hickman, L. D. (2015). Augmented reality, virtual reality and gaming: An integral part of nursing. *Contemporary Nurse, 51*, 1-4.

Foronda, C. L., Alfes, C. M., Dev, P., Kleinheksel, A. J., Nelson, D. A., O'Donnell, J. O., & Samosky, J. T. (2017). Virtually nursing: Emerging technologies in nursing education. *Nurse Educator, 42*(1):14-17.

Garrett, B. M., Jackson, C., & Wilson, B. (2015). Augmented reality m-learning to enhance nursing skills acquisition in the clinical skills laboratory. *Interactive Technology and Smart Education*.

McCarthy, C. J., & Uppot, R. N. (2019). Advances in virtual and augmented reality: Exploring the role in health-care education. *Journal of Radiology Nursing, 38*(2), 104-105.

Menon, S. S., Wischgoll, T., Farra, S., Holland, C. (2021). Using augmented reality to enhance nursing education. *Electronic Imaging. 2021*(1), 304-310.

作者：胡慧蘭、陳俞琪、廖媛美、陳品伃、陳怡妏

內外科護理學：術後關鍵時刻

5-1 教學目的與目標

一、教學目的

了解次全胃切除術後病人立即評估與護理照護。

二、教學目標

外科術後即時且合宜的照護攸關著術後病人的恢復和自我照護能力的建立，本教案以次全胃切除個案為例，進行設計手術全期護理中的術後評估與照護重點，此教案學習目標如下：

1. 能知道返室後立即護理評估項目。
2. 能確認術後照護注意事項。
3. 能制定術後合宜護理措施。

5-2 教案內容與腳本

根據不同的學習目標，此次腳本共設計三大部分：交班場景（場景一）讓學生評估該病人術後返室前應準備的事項，返室後（場景二）學生們要思考根據前一場景的交班內容，和面臨術後常

見的病況變化（場景三）須立即進行哪些護理評估項目、分析病人狀況，以便作出即時且合宜的護理措施與照護指導（表 5-1）。

表 5-1 病人資訊

姓名：王大明	出生年月日：1953/02/05 (68 y/o)
過去病史：高血壓、心衰竭、十二指腸潰瘍	過敏史：無
入院經過：7/25 晚上急性腹痛入院，在急診照 KUB 發現 free air，懷疑是 PPU，急送手術室進行 laparoscopic subtotal gastrectomy，手術完成後轉入○○接受後續照護	

一、場景一　術後交班

場景動作：個案手術完成、病況穩定後，恢復室與病房交班。

角色：恢復室護理師曉平、病房護理師小如。

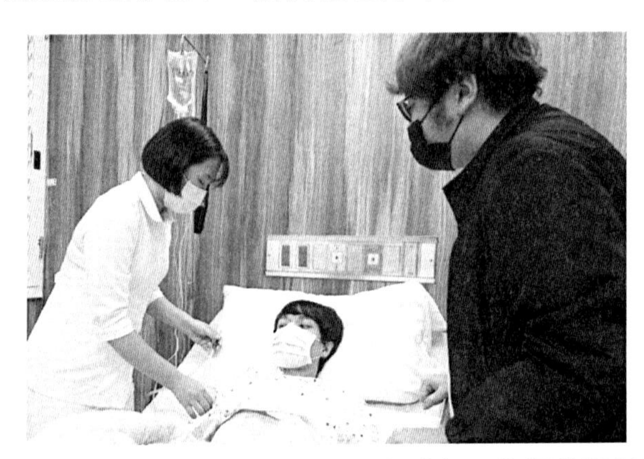

圖 5-1　個案於手術後轉至病房，護理師進行評估提供理指導，學生可點選看傷口和引流管路的狀況，且伴隨圖片解說，讓觀看同學更有傷口和引流管路的照護概念

劇情：

角 色	動作與對話
曉平	「你好，我是恢復室護理師曉平，想找〇〇床的主護交班。」
小如	「你好，我就是主護小如，請說。」
曉平	「王大明先生，68 歲，（入院經過略），術中發現是十二指腸潰瘍破損故予以切除。術前血液檢驗數值大多正常，…（略）…，現在掛上一瓶 L/R 給你，滴速 40 c.c./hr。王先生目前生命徵象穩定…（略）…，14Fr. NG 固定在 55 公分 free drain，右鎖骨下 CVC 留置 fix 15 cm，現在用紗布加宜拉膠覆蓋，一端接 PCA 自控式止痛、一端接點滴；腹部有 5 個傷口，用 steri-strip 和白紗覆蓋，左腹有一條 Rubber drain 和肝下 JP 10 Fr. drain，還有一條 2-way 16 Fr. foley，預計 20 分鐘後回到病房。」

二、場景二　術後立即評估與護理指導

場景動作：個案轉至病房，護理師進行評估與提供護理指導。

角色：病房護理師小如、病人王大明、家屬。

劇情：

角 色	動作與對話
小如	「王大明先生，我是照顧您的病房護理師陳小如，您已經從恢復室轉至病房、接受手術方式為次全胃切除，若有任何不舒服可以跟我說，我先幫您量一下血壓跟體溫，再檢查您的傷口和管路。」
王大明	「好的。」
小如	「你現在的血壓〇〇，體溫〇，血氧〇，目前都正常，請問現在傷口會疼痛嗎？」

角 色	動作與對話
王大明	「不會，目前感覺麻醉藥還沒退，所以不會痛！」
小如	「檢查一下鼻胃管的固定狀況與功能（動作），…（管路衛教略）。」
王大明、家屬	「了解，謝謝。」
小如	「我打開您的衣服看一下傷口狀況（動作），您的肚子上有五個傷口、沒滲血，…（小如進行傷口與引流管相關護理指導…內容略）。」

三、場景三　術後疼痛評估處理與護理指導

場景動作：轉至病房一小時後，個案病況變化，護理師進行評估處理與提供護理指導。

醫囑：L/R 點滴輸注速度為 40 c.c.／小時。

劇情：

角 色	動作與對話
分幕 1　管路與疼痛	
家屬	焦急地說：「護理師，他說痛好一陣子了。」
小如	檢查 PCA、確認止痛藥持續滴注、詢問個案狀況
王大明	「傷口有拉扯感、腹部的悶脹感延伸到下腹部。」
小如	接續檢查傷口、管路與引流管，發現 NG 反摺了，引流袋中引流量大約 10~15 c.c.，尿袋引流管被壓在床欄下
小如	「看起來鼻胃管跟導尿管都被壓到，胃液引流不出來、小便也無法順利排出來…（解釋略）家屬請您過來一下，我帶著您了解要怎麼讓管子固定好，…（小如進行管路照護相關護理指導…內容略）。」

角 色	動作與對話
分幕 2　呼吸喘與疼痛	
家屬	走至護理站：「陳護理師，我哥哥看起來有點喘，可以請你過來看一下嗎？」
場景轉至病室	
小如	「王先生，幫您測量一下血壓血氧，測好後您再跟我說一下目前感覺如何？」（動作） （評估點滴流速發現流速約 60 c.c./hr）
小如	「王先生現在比較喘，但血氧正常，我把床頭搖高一點，看你會不會比較舒服，點滴速度滴快了些，有時因為姿勢改變點滴速度會受到影響，如果太快或是點滴不滴了，再通知我們，我們過來調整。」
小如	「現在體溫 38℃，可能是術後造成的發燒，我們再繼續觀察，心跳血壓都有點高，您平時的心跳血壓數值，有印象嗎？目前傷口會疼痛嗎？還是身體有哪裡不舒服？」
家屬	「護理師，他平常有服用降血壓藥物，血壓大概 130/90 左右，會是沒有吃藥的關係嗎？還有阿那個機器，是只要有按就會有止痛藥是嗎？」
小如	看著家屬點點頭：「我先評估一下王先生的狀況唷！」
小如	「王先生，您現在有哪裡會疼痛嗎？如果會痛，疼痛程度 0 分至 10 分，你的感覺大概是幾分呢？」
王大明	欲言又止：「我覺得傷口那邊有點怪怪痛痛的，疼痛大概是 5 分，但是我不太敢按那個機器，會擔心止痛藥物使用過多上癮。」
小如	「了解，感覺你們對這個機器的運作方式還不太熟悉，我跟你們說明一下…（小如進行疼痛藥物與 PCA 之相關護理指導…內容略）。」

5-3 學習成效評量設計

Tips：學生學習成效評量內容與教學目標應有一致性。

本教案採用選擇題來評核每位學生觀看每一幕影片後，所做出的護理決策。

一、立即護理評估

評量 1：病人術後返回到單位，核對病人身分後，身為主護護理師首要照護工作應為？（多選題）

A. 對家屬做環境介紹（錯誤）

B. 意識狀況＋生命徵象穩定（正確）

C. 傷口、管路（引流管）和藥物使用（點滴）（正確）

二、術後照護注意事項

評量 2：目前王先生的血壓數值高，請問陳護理師對點滴輸注速度宜採取之處置為何？（單選題）

A. 王先生處於術後急性期，輸液需充足、不需調整點滴輸注速度（錯誤）

B. 因王先生有心臟衰竭病史，可先將點滴輸注速度調低為 40 c.c.／小時（正確）

C. 點滴輸注速度不宜調整並需立即提供 PRN 醫囑之降血壓藥物（錯誤）

三、合宜護理措施

評量 3： 王先生使用 PCA 自控式止痛，不過晚上似乎因疼痛而難以休息，請問下列哪一選項為陳護理師可採取之最適當護理措施？（單選題）

A. 依醫囑執行必要時給予的 PRN 止痛藥物，以促進良好疼痛處理（錯誤）

B. 評估疼痛與 PCA 給藥狀況，如疼痛未獲適當處理需調整 PCA 設定（正確）

C. 告知王先生夜間經歷較嚴重疼痛，是手術後的正常生理反應（錯誤）

5-4 重要學習議題回顧

Tips：每一個考題與解答，都視為教育學生的機會。

每一個學習成效評量問題完成後，系統設計出現正確答案與說明，以加深學生印象。以返室後立即護理為例（參考第三節之評量 1），學生選完答案送出後，系統除了出現 B & C 為正確選擇，並提供解題說明。

範例：

評量 1： 請問病人術後返回到單位，核對病人身分後，身為主護護理師，你應該首要做些什麼？

舉例解題說明：

病人返室「第一件事」就是要確保生命徵象的穩定並持續原先有的治療，所以確定正確的病人回到正確的病室單位後，應立即評估病人意識狀況、生命徵象（含疼痛），檢查傷口、管路、藥品，以確定病人返室的安全。

5-5 教案滿意度評值

Tips：Virti 是 360 度實境設計，畫面字幕和圖片的擺放位置會因載具與視窗大小變動，因此設計時需考慮字幕／圖片擺放位置，並建議使用電腦或平板觀看畫面效果較佳。

術後照護的 Virti 教學成效評值可分為：(1)情境中的測驗評量；(2)學習者學習使用滿意度。在學習滿意度中採用 Likert scale，從 1~5 分表示非常不同意到非常同意來評估教材的易學性、易用性以及接受度。課程目標達成度高達 4.4~4.6 分、易學性部分也達 4.4 分；易用性則為 4.1 分；對於 Virti 教學接受度都達 4 分以上（表 5-2）。整體來說此教案內容是簡單易用、有助學習、接受度高且能幫助學生對術後的照護有更深入學習的效果。

表 5-2 術後照護 Virti 學習回饋意見

題 號	題 目	平均得分
1	內容簡單易懂	4.4
2	內容有助於我學習術後立即照護評估	4.4
3	內容有助於我學習術後照護注意事項	4.6
4	內容有助於我學習術後合宜護理措施	4.6
5	Virti 學習有助自己於勝任術後照護工作	4.2
6	操作 Virti 是容易的	4.1
7	教案內容能幫忙護生學習術後照護時，更有整體性的認識與了解	4.4
8	我喜歡用 Virti 來學習	4.1

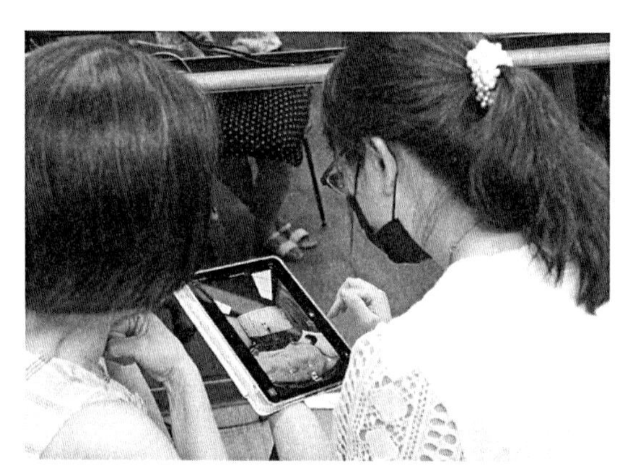

圖 5-2 拍攝的同時，授課老師可以同時看到 360 度影像呈現的結果，當場可以修正及補拍平面照片，以供後續剪輯使用

教案影片連結

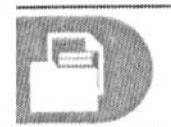

參考文獻 REFERENCE

胡月娟(2021)．*內外科護理學*（上、下）（6 版）．華杏。

邱艷芬(2020)．*身體評估－護理上之運用*（9 版）．華杏。

Chen, Y. C., Wang , L. Y. , Chang, Y. J., Yang, C. P., Wu, T. J., Lin, F. R., Liu, S. Y., & We, T. S. (2014). Potential risk of malposition of nasogastric tube using nose-ear-xiphoid measurement. *PLoS ONE*. 10.1371/journal.pone.0088046

Geng, W., Cui, L., Zhu, Q., Zhang, X., Han, A., Shen, R., & Yang, Y. (2021). Effect of evidence-based nursing intervention on diet and pain after subtotal gastrectomy. *American Journal of Translational Research, 13*(7), 7944-7951.

Harding, M. M., Kwong J., Roberts, D. Hagler, D. & Reinisch, C. (2020). *Lewis's medical-surgical nursing: Assessment and management of clinical problems* (11th ed.). Elsevier.

作者：劉佩青、陳紀雯、黃晨娟、甘佩鑫

06 Chapter 兒科護理學：第一型糖尿病兒童的血糖控制與照護

6-1 教學目的與目標

一、教學目的

1. 能針對不同年齡層正確運用治療性遊戲執行血糖測量及胰島素施打。
2. 學習血糖監測方式及血糖機操作方式。
3. 學習胰島素注射操作與相關注意事項。

二、教學目標

1. 能了解治療性遊戲並運用。
2. 能正確操作血糖機及試紙。
3. 能正確教導主要照顧者血糖機操作方式。
4. 能正確使用胰島素筆針注射。
5. 能正確選擇胰島素注射部位及注意事項。
6. 能正確教導主要照顧者執行胰島素筆針注射。

6-2 評量標的與設計

1. **第一幕**：引導學習者能正確提供「治療性遊戲」，以降低兒童焦慮、提升接受治療的意願，以促進醫護團隊與病童之間的互動關係。
2. **第二幕**：學習者能正確教導主要照顧者血糖機操作，及進行血糖測量，以及正確判斷血糖正常值。
3. **第三幕**：學習者能正確教導主要照顧者進行「胰島素筆針注射」。

6-3 教案內容與腳本

1. **前情提要**：發病前小翰在幼兒園上課，早餐愛吃波蘿麵包加巧克力牛奶，大約在早上 10 點時會吃點心，最愛吃沙其瑪，午餐可以吃下六顆鍋貼加一杯豆漿，午睡起來後吃炒米粉當點心，晚餐常吃牛肉麵，睡前都會喝一杯牛奶才睡。飲食方面多吃多尿多喝水，活潑好動，主動喝水，母親觀察到小翰大量喝水情形已持續約 10 天，一天約 2,000 c.c.，前往就診後診斷為第一型糖尿病。
2. **背景資料**：吳小翰，6 歲，為初診斷第一型糖尿病，病情穩定後預計三天後出院，依據醫囑返家後監測三餐飯前血糖，並依醫囑常規施打胰島素針劑。
3. **測驗時間**：10~15 分鐘。

4. **演員**：病童小翰（吳柏翰）、護理師（顏于庭）、母親（劉憶琳）、小精靈（顏于庭）。

5. **攝影**：甘佩鑫。

一、第一幕重點

本幕以治療性遊戲為主軸，學習者針對每個年齡層提供適合該年紀之溝通技巧（圖 6-1），由孩子主導，並使用有效性的溝通原則進行互動，包含面對面(Get face to face)、簡短(Say less)、重點強調(Stress)、慢慢說(Go slow)以及提示(Show)，並且配合觀察、等待、傾聽等技巧進行。

二、第二幕重點

（一）本幕學習重點

學習者能正確進行血糖機操作，並且能教導主要照顧者進行血糖測量，以及正確判斷血糖正常值。

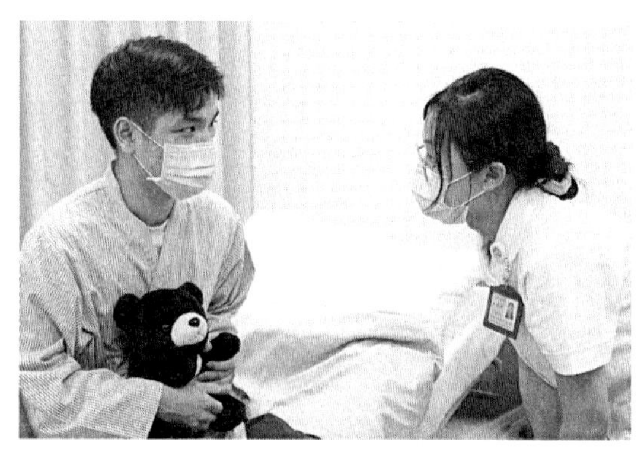

圖 6-1　護理師以治療性遊戲為主軸，採取適合該年紀兒童之有效性溝通技巧

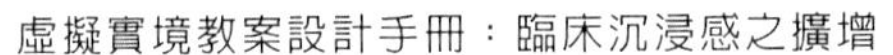

1. 血糖機是測血糖的基本配備，在用之前要確認血糖機的功能，再來血糖機有晶片試紙，所以要先確認晶片（圖 6-2）。
2. 手指頭進行局部搓揉，以促進微血管充血，利於採血。
3. 血糖測試的部位選擇以手指頭的兩側指腹位置為主（圖 6-3）。

（二）第二幕短劇劇本

護理師：「我們來紮血糖了，消毒的過程中會涼涼的。」

護理師：「消毒後我們等到自然乾，不要搧局部，這樣皮膚的細菌就會死光光。」

護理師：「等乾了我們就會幫忙測量血糖。」

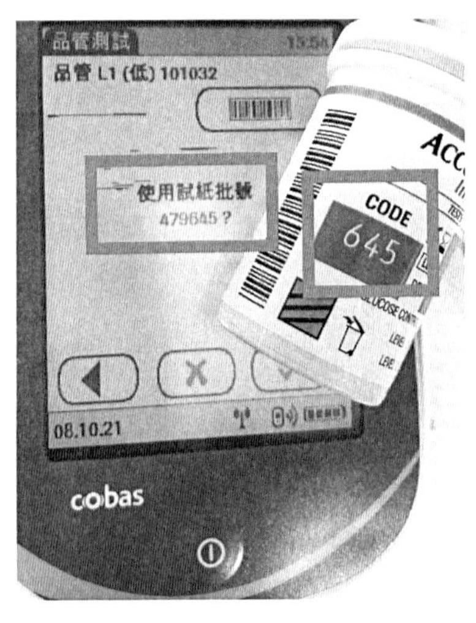

圖 6-2　血糖機

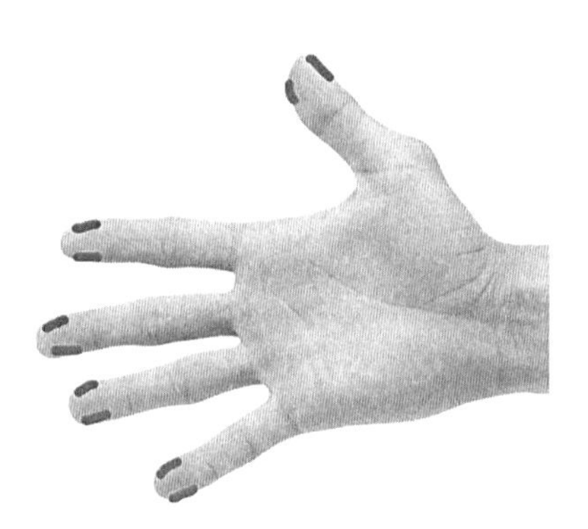

圖 6-3　採血部位

護理師：「手借姊姊喔，跟剛剛一樣，等一下陪我一起深呼吸喔，這樣小熊也會深呼吸，讓我們一起深呼吸，來~321深呼吸（圖 6-4）。」

（三）第二幕考題評量

題目：採血部位下列何者最適當？

A. 指腹

B. 指頭 U 形部位

C. 指背

三、第三幕重點

（一）本幕學習重點

1. 學習者能依據醫囑正確執行三讀五對。
2. 學習者能依據醫囑執行胰島素注射，如胰島素筆針設定（圖 6-5）。

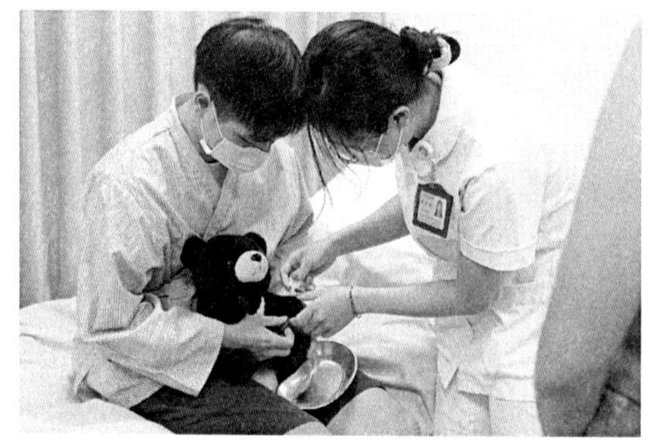

圖 6-4 護理師利用布玩偶進行血糖機的示範，提升兒童對治療的了解、對醫療團隊的信任

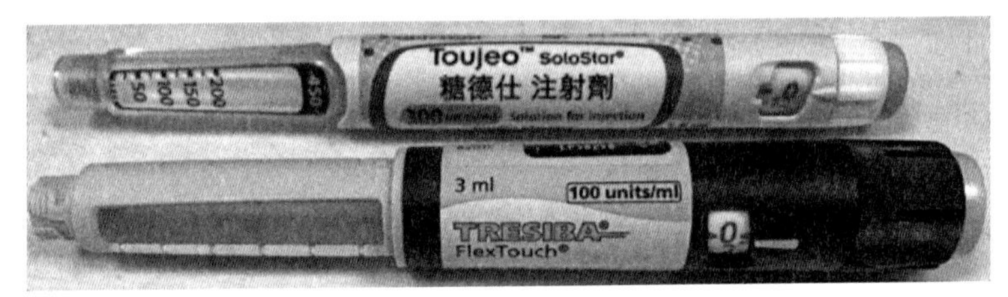

圖 6-5　胰島素筆針

3. 學習者能教導主要照顧者。

（二）第三幕評量考題

題目：臨床上給予胰島素針劑前須執行哪些流程？

A. 三讀五對　　B. 病人辨識

C. 核對醫囑　　D. 以上皆是

6-4　討論及回饋重點

一、第一幕討論

「遊戲」是孩子成長過程中不可或缺的一部分，遊戲中學習是每位孩子的與深具來的能力，兒童遊戲為孩童表達內心世界的一種方式。當孩子接受任何侵入性治療或手術，甚至住院對兒童而言是一個充滿壓力與威脅的經驗。如果臨床上利用實境的遊戲來引導及提升兒童的生理與心理狀態時，即稱為治療性遊戲。

而在治療的溝通過程中我們掌握著溝通原則，加入語言進行互動了解孩子的口語表達階段，例如由孩子主導，應該先了解孩子，由個案有興趣的主題或活動開始進行，並使用有效性的溝通技巧，並在互動時必須與孩子面對面(Get face to face)、「4S 技巧」，即「Say Less」（簡短）、「Stress」（強調重點）、「Go Slow」（慢慢說）以及「Show」（提示）、採用貓頭鷹技巧(OWL)－觀察、等待、傾聽(Observe, wait, listening)。給予兒童適合年紀的溝通，以及以提升兒童對治療的了解，增進醫療團隊的信任感。

✧ 第一幕回饋重點

1. 治療性遊戲的運用。
2. 兒童的溝通技巧。

二、第二幕討論

執行血糖監測時能夠正確的操作血糖機，例如血糖試紙編號條碼(CODE)正確性及進行血糖測量、部位的選擇、操作的注意事項等。

✧ 第二幕回饋重點

1. 工具的準備（血糖機、採血筆、血糖試紙、採血針、酒精棉）。
2. 採血筆、血糖機、血糖試紙使用注意事項。
3. 採血部位之選擇。

三、第三幕討論

胰島素注射的部位部位的選擇、注射的技巧、胰島素的藥物動力學及保存、注射器的使用與廢棄物處理都是臨床上護理照護重要的一環，護理人員應當能獨立執行並給予病患正確及適當的照護措施。

✧第三幕回饋重點

1. 執行藥物之三讀五對。
2. 胰島素筆針注射流程正確。
3. 胰島素施打部位選擇。
4. 胰島素針具使用。

6-5 成效評值

1. 評值方式(一)：使用 Virti 平臺，設計呼應教學重點以開放式反轉教學的方式討論治療性遊戲的運用以及兒童的溝通技巧，並且進行反饋及完成 500 個字的課後作業。
2. 評值方式(二)：使用 Virti 平臺，設計呼應教學重點，以選擇題的方式進行評值，包含採血部位選擇、採血過程注意事項，讓學習者了解採血技術的正確執行方式。
3. 評值方式(三)：使用 Virti 平臺，設計呼應教學重點，以選擇題的方式進行評值，讓學習者了解胰島素注射。

教案影片連結

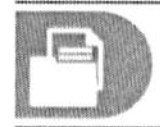

參考文獻 REFERENCE

黃瑞珍、陳姵妏(2010)・回應式互動－以兒童為中心之語言療育方法・*國小特殊教育*，(50)，21-32。

Chen, J. F., Chen, H. S., Chu, C. H., Chuang, L. M., Ho, L. T., Hsu, C., & Huang, L. (2020). Executive summary of the DAROC clinical practice guidelines for diabetes care-2018. Diabetes association of the Republic of China (Taiwan). *Journal of the Formosan Medical Association, 119*(2), 577-586.

Pepper, J., & Weitzman, E. (2004). *It takes two to talk: A practical guide for parents of children with language delays*. The Hanen Centre.

作者：蔡慈儀、孫志琪、鍾侑倫

婦嬰護理學：新手媽媽求生記

產後評估與指導哺餵母乳是婦嬰護理學中相當重要的技能。學生需要學習如何正確地執行產後評估，並了解評估過程應注意的各種徵象及其會影響的結果；而在指導哺餵母乳過程中，運用醫病溝通及共享決策等技巧，了解個案對於哺餵母乳的個人意願及想法，進一步發現個案需求並提供適切的指導，藉此過程建立有效且正確的產後評估與哺餵母乳的技能。

以下針對本教案之教學目的與目標、評量標的與設計、教案內容與腳本、教學成效回饋與討論，說明如下。

7-1 教學目的與目標

1. 以護理專業知識與實證理論為基礎，評估初產婦的生理、心理、家庭照護之需求。
2. 運用以個案及家庭為中心的醫療照護原則及關懷技巧，提供初產婦產後照顧及母乳哺餵的護理指導。

7-2 評量標的與設計

1. 教案情境一：能正確執行初產婦的生、心理評估，應用適切的醫療溝通技巧，進行產後護理指導。

2. 教案情境二：能評估初產婦對於母乳哺餵的需求及問題，應用適切的醫療溝通及共享決策的技巧，協助建立有效的母乳哺餵技能。

7-3 教案內容與腳本

案例： 蔡○茹女士，32 歲，G_1P_1，為一名來臺定居 10 年的緬甸華僑，具日常生活所需之華語文能力。今天早上有產兆入院待產，自然產分娩出一女嬰重 3,570 克。

一、情境一

在產房恢復室觀察穩定，即將轉回病房。

幕 次	大 綱
第一幕	單位間以 ISBAR 交班
第二幕	產後評估
場景／動作	影片摘錄之腳本 N：護理師　P：產婦
評估及衛教惡露質與量	N：「惡露是生產完，子宮內有一些殘留血液跟黏液，會像月經一樣從陰道排出。有時會像生理期的悶痛感覺，會感覺到子宮一陣一陣收縮，收縮的時候惡露會排出較多。」 P：「我感覺惡露一直流出來，下面濕濕黏黏的，會不會流血不止啊？怎麼樣算正常呢？」

幕次	大綱
評估及衛教惡露質與量（續）	N：「產後前三天的惡露顏色鮮紅，三天後可能變成粉紅或褐色，產後 10 天左右惡露呈現白色或黃色，不管哪一個階段，都不應該出現惡臭味，或有跟 50 元硬幣一樣大的血塊。這段期間要勤換衛生棉，若惡露一小時就浸濕一片 28 cm 的衛生棉，表示惡露量偏多，要告知護理人員，我們會再來幫您評估狀況。」 P：「為什麼惡露會過多？」 N：「造成惡露過多的原因很多，可能是膀胱太脹影響子宮收縮、胎盤組織殘留、陰道撕裂傷或是跟你本身的凝血功能有關。每種原因出血的樣子不太一樣，請您觀察惡露量，由醫護人員來找出原因。另外，產後很累加上出血又多，可能會頭暈，建議吃過東西後，家人陪你下床。」
第三幕	產後護理指導及異常之處理

二、情境二

蔡女士選擇 24 小時親子同室及母乳哺餵。產後第二天，夫妻倆被告知新生兒體重下降。因擔心寶寶健康狀況，要求添加配方奶。

幕次	大綱
第四幕	與新手媽媽進行母乳哺餵共享決策的討論
場景／動作	影片摘錄之腳本 N：護理師　P：產婦

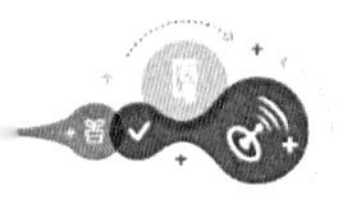

幕 次	大 綱
評估母乳哺餵	P：「我原本是選擇要自己餵奶，但今天早上護理師跟我說寶妹體重下降很多很多，要我認真一點多餵她。但我有很認真餵，只是每次餵她，她一下子就會含著乳頭睡著。放下去，他就會一直哭。我好累，我更怕他喝不飽，所以先餵了他一餐配方奶…。我覺得都是因為我的奶量不多，害寶妹吃不夠。」 N：「我們來花一點時間討論一下。想先請你跟我分享一下，你選擇餵母奶的考慮跟計畫是什麼？」
第五幕	進行乳房評估
第六幕	指導親餵母乳程序（包括正確姿勢、含乳及移出乳頭技巧、飽食徵象）
第七幕	指導母乳收集及保存原則
第八幕	提供返家及返回職場的哺餵計畫諮詢

7-4 討論及回饋重點

一、產後護理討論與回饋

（一）討論議題

產後應注意產婦的生、心理變化，護理評估的重點包括使用視、觸診評估泌乳、子宮位置與收縮強度、惡露量、會陰傷口與痔瘡、Homan’s sign。依照醫囑及評估發現提供合宜的護理措施（圖 7-1）。

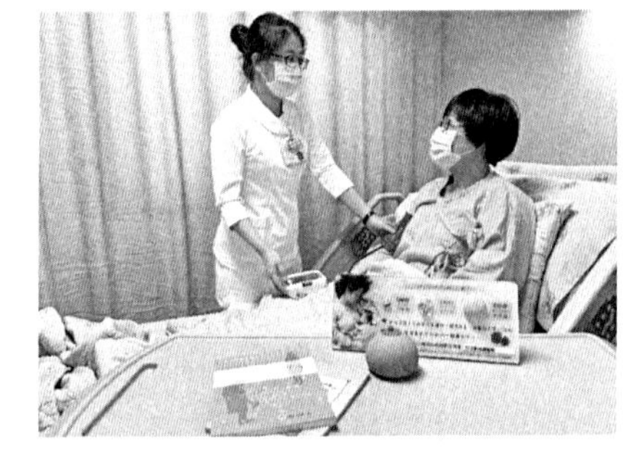

圖 7-1　對於初產婦的生、心理評估，護理師應用適切的醫療溝通技巧，進行產後護理指導

（二）回饋重點

1. 熟悉 ISBAR 交班，迅速掌握照護重點(Marshall, Harrison, & Flanagan, 2009)。
2. 以 4T 正確執行產後子宮收縮及出血評估，分辨正常及異常之臨床徵象。
3. 以 REEDA 執行會陰傷口的評估，對個案進行降低會陰傷口疼痛及感染之護理指導。
4. 正確執行足部深部血栓的評估，分辨正常及異常之臨床徵象。

二、母乳哺餵討論與回饋

（一）討論議題

母乳哺育前應運用共享決策的原則與母親討論嬰兒哺餵計畫。並建立及維持有效母乳哺餵的原則及技巧。新手媽媽開始實際哺餵母乳時，可能會面臨多種情境與困難，應教導並鼓勵個案建立及維持有效母乳哺餵的原則，包括協助解決親餵、哺餵姿勢、含乳姿勢、手擠奶、親餵的停損點，以及返家或返回職場後，持續哺餵母乳等相關之技巧。

（二）回饋重點

1. 運用 SHARE 技巧，分析個案對新生兒哺餵計畫的迷思及問題，提供問題解決策略的選擇(Agency for Healthcare Research and Quality, 2020)。
2. 運用 BREASTFeed 要點，評估個案母乳哺餵的技巧。

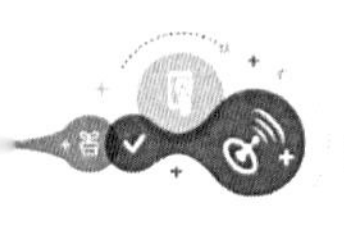

3. 觀察嬰兒正確吸吮母乳的要件（母嬰身體姿勢及含乳）及飽食徵象。
4. 辨識乳房所需之護理照顧及指導個案手擠奶的技巧。
5. 提供返家或返回職場的母乳哺餵計畫之諮詢。

三、以個案家庭為中心的醫療照顧及溝通

（一）討論議題

1. 每個家庭，成為新手父母的經驗都是獨特的。會因其家庭社會或文化背景的不同，面臨個人及家庭的挑戰（圖 7-2），醫療人員應以個案及其家庭為中心，提供孕產期照護跟資源來協助其適應。

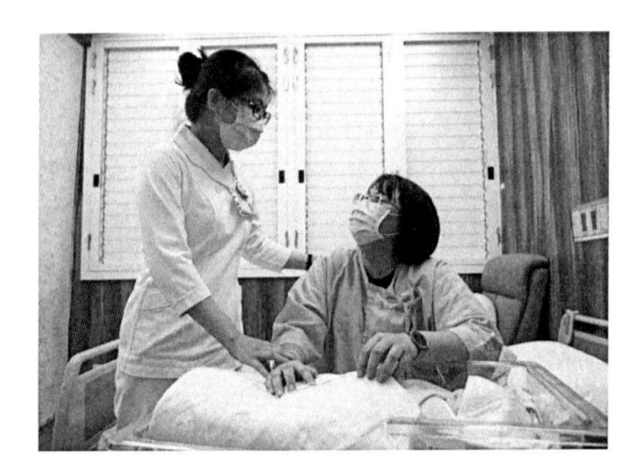

圖 7-2　在孕產期間，每個新手媽媽在個人及家庭方面都有極大的挑戰

2. 「以個案家庭為中心的健康照護」強調在健康照護服務的過程中，醫療人員、個案及家屬間，建立夥伴關係，來確保決策是尊重個案的想法、需求及偏好，個案也能獲得足夠的教育跟支

持，來做決策及參與自我照顧。應以全人全家的角度，照護過程中，注意個案的感受，鼓勵個案表達其對健康和疾病觀點、考量及偏好。同時，要確保與不同社會文化群體有效的醫療互動跟溝通，醫療人員應考量個案及其家庭的健康識能、社會文化背景，以適切的互動溝通方式，協助個案了解健康問題，參與自身的健康照護。

（二）回饋重點

1. 應用 RESPECT 原則，進行跨文化的醫療溝通(Mutha, Allen, & Welch, 2002)。
2. 應用健康識能 CLEAR 或 STEPS 溝通原則，進行護理指導(Brega et al., 2015; St. Vincent Charity Medical Center)。
3. 應用 NURSE 同理技巧，回應關懷個案的感受及情緒(Smith, 2002)。

7-5 成效評值

1. 觀看 Virti 影片前，完成教學者提供的課前資料閱讀。
2. 使用 Virti 平臺，藉由重點提醒及選擇式評量問題測驗，深入了解產後評估、母乳哺餵、及以個案家庭為中心的醫療溝通之重點。由教學者自訂學習者的通過標準。

3. 觀看 Virti 影片後：
   (1) 完成課後反思報告（300 字內）。
   (2) 能彙整影片中曾出現 SHARE、NURSE、RESPECT、CLEAR、STEPS、ISBAR、REEDA、BREASTFeed 每個關鍵字母所代表的內涵。
   (3) 書寫教案主題延伸之文獻閱讀整理（包括兩篇 5 年內文獻，至少含一篇英文文獻）。

4. 學生自評學習成效（0~10 分），由數字評定量表評估計算，最大的數字 10 分為自覺高學習成效，最小的數字 0 分為自覺低學習成效，其餘的代表中間的各個數值。

產後評估

母乳哺育

教案影片連結

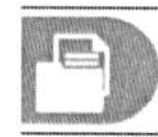

參考文獻 REFERENCE

Agency for Healthcare Research and Quality (2020). *The SHARE approach essential steps of shared decision making.* https://www.ahrq.gov/ health-literacy/ professional-training/shared-decision/tools/share-poster.html

Brega, A. G., Barnard, J., Mabachi, N. M., Weiss, B. D., DeWalt, D. A., Brach, C., Cifuentes, M., Albright, K., & West, D. R. (2015). *AHRQ health literacy universal precautions toolkit* (2nd ed.). Agency for Healthcare Research and Quality.

Marshall S, Harrison J, Flanagan B (2009). The teaching of a structured tool improves the clarity and content of interprofessional clinical communication. *Quality & Safety Health Care, 18*(2), 137-140. doi:10.1136/qshc.2007.025247

Mutha, S., Allen, C., & Welch, M. (2002). *Toward culturally competent care: A toolbox for teaching communication strategies*. Center for Health Professions, University of California, San Francisco

Smith, R. C. (2002). *Patient-centered interviewing: An evidence-based method*. Lippincott Williams and Wilkins.

St. Vincent Charity Medical Center. https://www.stvincentcharity.com/ services-centers/health-literacy-institute/

作者：楊秋月、鄭淑琴

精神科護理學：雙相情緒障礙症個案的治療性互動與照護

8-1 教學目的與目標

一、教學目的

學生能了解雙相情緒障礙症的症狀及提供適當照顧，並能運用治療性溝通技巧建立治療性護病關係。

二、教學目標

1. 應用溝通技巧於與個案的互動中。
2. 識別雙相情緒障礙症的常見之症狀。
3. 針對雙相情緒障礙症個案的護理問題，提供適當的護理措施。

8-2 評量標的與設計

1. 能辨別雙相情緒障礙症的症狀。
2. 能運用溝通技巧與雙相情緒障礙症個案互動。
3. 能適當處理雙相情緒障礙症個案的問題行為。
4. 能即時識別及處理雙相情緒障礙症個案的藥物副作用。

8-3 教案內容與腳本

案例： 王曉花，29 歲女性，大學畢，與先生分居中，因在家與母親起衝突，攻擊母親導致母親受傷住院，個案被警察強制送醫，此為第二次住院。

一、第一、二幕

重點： 辨別雙相情緒障礙症的症狀。

幕 次	大 綱
第一幕 精神科護理站旁會談室	RN：「我是你的護理師，我叫姜珈瑨，可以聊聊嗎？」 P't：「（急著點頭）你要聊什麼？」 RN：「你今天是什麼原因來住院？」 P't：「我沒病，住什麼院？」「世界已苦不堪言，大家還嫌死得不夠快。」「我可以過些時候讓世界起死回生。」「我要為過去 50 年的歷史負責，我要拯救世界。」
第二幕 精神科護理站旁會談室	P't：「我希望護理師可以幫我忙。」 RN：「你希望我幫什麼忙？」 P't：「你可能會問我為何不立即救世界，因為世界沒承認我是救世主，嫌我卡世界和平？大學是人生最黑暗的時候，上網查資料、假日寫個報，去醫院抄病歷，那裡鬼很多。」

二、第三幕

重點：如何與雙相情緒障礙症個案溝通互動。

幕 次	大 綱
第三幕 精神科護理站旁會談室	P't：「念大學時被同學霸凌，把我整到瘋瘋癲癲。小于施展妖術誘惑我老公。當小三有什麼好，死後會是天魔道抓走的第一人。」 RN：「你昨晚睡得如何？」 P't：「不怎麼好。我一直很忙，我的家人、世界不停地給我麻煩。有一堆事情等著我處理，還有…」（個案走來走去，經常閉著眼睛在走路，嘴巴也很乾，午餐來了，個案吃了幾口，就又開始走路） RN：「王曉花，你要把午餐吃整份的三分之二，才可以離開。」 P't：（對著護理師罵）「臭三八，你憑什麼管我，我要找人修理你，你以為你是誰。」（不停罵各種髒話，目露兇光，一直罵髒話、甩門）

三、第四、五幕重點

重點：處理雙相情緒障礙症個案的問題行為。

幕 次	大 綱
第四幕 精神科病室內	RN：（看到病室到處是垃圾、衛生紙、衣服亂丟）「曉花，早上 9 點了，把單位整理，垃圾丟掉，到大廳吃藥。」 P't：「你是誰，你管我。」（伸手要拿護理師識別證）

幕 次	大 綱
第四幕 精神科病室內 （續）	RN：「曉花，你這樣的行為不恰當，碰觸別人是不對的。」 P't：「只是看你的識別證，又不是故意的，你有的我也有。」
第五幕 精神科病室內	個案一直有些不恰當行為，個人衛生不確實，護理師與個案討論行為治療內容 RN：「曉花，醫療團隊討論希望你更進步，我們來討論這個約定。」 P't：「我覺得有困難，做不到。」 RN：「我們是為你好。」 P't：「能不能出院是醫師在決定，誰理護理師？」

四、第六幕

重點：處理雙相情緒障礙症個案的藥物副作用。

幕 次	大 綱
第六幕 精神科病室內	晨間治療時，姜護理師正要給藥，個案目前用藥為： 1. Lithium carbonate (300) 1# TID 2. Lexotan (1.5) 1# BID 3. Lamictal (50) 1# TID 4. Rivotril (0.5) 1# HS P't：「護理師我昨天拉肚子，拉了 8~9 次，你看我的手一直抖。」（手抖）（大舌頭） RN：「還有什麼不舒服？」 P't：「噁心嘔吐、頭暈，你看我講話還有大舌頭。」

8-4 討論與回饋重點

一、第一、二幕討論與回饋重點

自尊膨脹或誇大以及意念飛躍是躁症發作的核心症狀(Boland, Verduin, & Ruiz, 2021)，個案相信自己有不平凡的血統、特殊地位、過人之成就或偉大的能力，例如：「要為人類過去 50 年的歷史負責，要拯救世界。」而第二幕中，個案說話快而持續，話題轉變迅速，一件事情未說完就跳到另一件事情，而這些飛躍的意念之間有些關連（謝，2020；Boland et al., 2021）。

前兩幕重點在學生要識別雙相情緒障礙症的核心症狀，進而找出可能的護理問題（圖 8-1）。

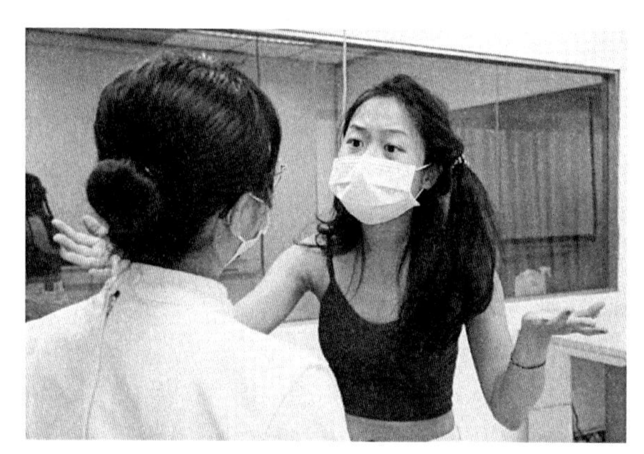

圖 8-1　護理師與個案進行會談，個案表現出誇大與意念飛躍的躁症核心症狀

二、第三幕討論與回饋重點

Carlat (1999/2007)建議採用 Cox 等人在研究中針對話多的個案，會談要限制資訊的產量。可以使用以下技巧：

1. 封閉式、多選題式的問句。

2. 溫和的中斷，直接把問題導向另一個主題。

3. 有組織地敘述需要的相關資訊。

雖然開放式問句適合大多數病人，但說話繞圈的個案使用開放式問句會讓個案更多話，當護理師詢問個案：「你最近睡得如何？」這是開放式問句，若是採用多選題式的問句，可以像如下的例子(Carlat, 1999/2007)：

RN：「你最近會有不容易睡著，或是睡的斷斷續續，還是很容易醒的情況？」

第三幕的回饋重點在於使用「簡潔有力、高度控制」的溝通互動模式，對於太多話的病人是有幫助的。

處理個案的干擾行為，最優先的處置是勸服、減少刺激，以及以堅定口氣指示其適當行為（圖 8-2）；所以護理師可以向個案說：「你的行為已無法自我控制了，現在你可以選擇自己回到房間，還是需要我們幫你忙控制情緒。」討論個案的干擾行為，只會讓個案惱羞成怒（謝，2020）。

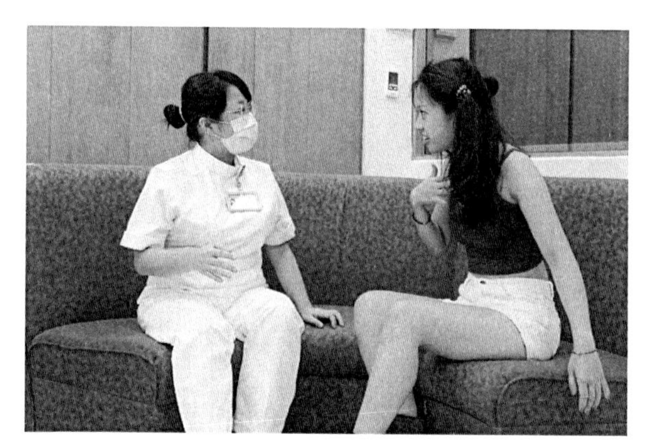

圖 8-2　面對個案的干擾行為，護理師採取勸服、減少刺激的溝通方式，並以堅定口氣指示其適當行為

躁期個案活動量大，注意力不集中，難以坐下來好好吃一餐。為個案準備易於攜帶的食物，以預防因受環境影響而無法做用餐，在食物選擇方面宜採高熱量、高營養、易消化的種類，並採少量多餐（陳等，2019）。

三、第四、五幕討論與回饋重點

當個案出現不恰當行為，告訴個案其行為造成他人不舒服的感覺，減少衝動控制不佳所造成的影響（陳等，2019），正確應是：

RN：「想看識別證可以告訴我，我可以拿給你。」

治療性關係的介紹期，個案若出現阻抗行為，會在會談時避重就輕、轉移話題、借題發揮、故意違反契約，甚至拒絕談論某些話題。護理師適宜做法：「你是不是擔心你沒辦法做到，我們可

以一起來討論。從你有把握的開始，試行一個禮拜，之後有問題可以再修正」

四、第六幕討論與回饋重點

當鋰鹽濃度＞1.5 mEq/L，會出現鋰鹽中毒症狀，如噁心嘔吐、腹瀉、視力模糊、眩暈、神智不清及嚴重手抖，而抽取鋰鹽濃度是服用鋰鹽 12 小時候，因此先暫停給藥，醫療團隊討論抽鋰鹽濃度必要性（陳等，2019）。

8-5 成效評值

運用 Virti 平臺，設計針對各幕中之教學重點，學生觀看 Virti 影片後立即回答問題，所得結果即為學習成效。

教案影片連結

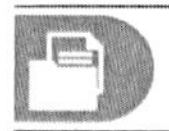

參考文獻 REFERENCE

陳春蘭、曾錦花、蕭妃秀、徐瑩媺(2019)・雙相情緒障礙症及憂鬱症之護理・*於蕭淑貞總校閱，精神科護理學－基本概念及臨床應用*（十版，295-331 頁）・華杏。

謝佳容(2020)・雙相情緒障礙症及憂鬱症的護理・於蕭淑貞總校閱，*精神科護理概論*（五版，429-464 頁）・新文京。

Carlat, D. J. (2007)・*精神醫學的第一堂課*（趙又麟譯）・合記。（原著出版於 1999）

Boland, R., Verduin, M. L., & Ruiz, P. (2021). *Kaplan and Sadock's synopsis of psychiatry: Behavioral sciences/clinical psychiatry* (12th ed., pp. 365-378). Wolters Kluwer.

作者：周承珍、周明慧、林承霈、王子芳

社區衛生護理學：破除寒冰一萬重－慢性病家庭訪視與照護

9-1 教學目的與目標

家庭是社區衛生護理最基本的單位，家庭訪視的重要性在於可與案家建立良好的關係、早期發現個案健康問題、並有較充裕時間可配合家庭情況提供個別性指導（蕭，2020），如何進行有效且完善的家庭訪視，是社區衛生護理人員的實務上的挑戰。本教案的教學目的在於提供學生學習家庭訪視破冰技巧與促進案家參與糖尿病照護，教學目標包括：

一、認知目標

1. 能了解與案家建立信任的關係的過程與技巧。
2. 了解有效溝通的技巧。
3. 能了解血糖監測與案家評估的相關過程。

二、技能目標

1. 能透過傾聽了解個案表達的訊息，並能適切回應。
2. 能執行衛教血糖控制的重要性與注意事項。

三、情意目標

1. 能對案家表示有關心、尊重、重視。
2. 能同理個案的情緒與困擾。

9-2 評量標的與設計

教案評量標的參考教案目標及內容設計評量問題，評量標的的重點含括：

1. 教案第一幕：家庭訪視前事先聯繫確認及自我介紹；如何建立良好的人際關係的技巧，例如：尊重、維持社交禮儀。
2. 教案第二幕：家庭訪視的技巧應用，例如：關心、與個案說明訪視目的。
3. 教案第三幕：有效溝通的重要性、同理心表達及傾聽行為等。
4. 教案第四幕：護理指導前的評估、護理指導融入生活機會教育、與案家討論照護改善計畫等。

9-3 教案內容與腳本

1. **教案名稱**：「破除寒冰一萬重－慢性病家庭訪視與照護」虛擬實境教案。
2. **教學對象**：護理系四年級學生。

3. **教學時間**：50 分鐘（含觀看影片 15 分鐘）。

4. **教學方式**：講述法、問答法、討論法、角色扮演法、視聽輔助教材

5. **教案設計**：學生於社區家訪過程中，學習如何在接觸案家時進行破冰並快速建立友善合作關係，以利後續糖尿病長者之健康狀況評估與護理指導活動之工作。透過四幕分段漸進式的呈現家訪時之不同階段與過程，並且透過正確版本與錯誤版本之展演，讓學生分辨並比對家訪過程中之要領以及技巧。

6. **案例說明**：一位 68 歲女性，王○珠女士，具糖尿病與高血壓病史，血壓：140/85 mmHg；血糖值：156 mg/dl；體溫：37℃（正常）；心跳：82 次／分；呼吸：16 次／分，喜歡吃水果及甜食、沒有規律運動習慣。婚姻：喪偶、育有二子一女，目前與單身小兒子同住。

幕 次	訪視情境	教學重點
第一幕	護理師：「請問是王○珠女士家嗎？我是北投健康服務中心的徐○○護理師，昨天有電話聯繫過，今天看望王阿姨，方便讓我進來嗎？」 案子林先生：「好，你們進來，我開門了。」 護理師：「王阿姨好，林先生好。」	家庭訪視前事先聯繫確認及自我介紹；建立良好人際關係的技巧

幕 次	訪視情境	教學重點
第二幕	護理師：「王阿姨，好久不見了。您氣色看起來很好，最近還好嗎？吃過早餐了沒？」 王阿姨：「吃過了，吃過了。」 林先生說媽媽知道護理師要來很緊張，早早換好衣服在等候… 護理師：「我今天來做定期的家庭訪視，評估一下王阿姨最近的糖尿病照顧情況，等一下會幫阿姨量血壓和血糖。」 護理師：「王阿姨能定時吃早餐，很棒喔！請問您現在還緊張嗎？能告訴我什麼事讓您緊張嗎？」	家庭訪視的技巧應用，例如：關心、與個案說明訪視目的及同理對方感受
第三幕	王阿姨：「糖尿病是不是會遺傳？我娘家媽媽有糖尿病，50 幾歲就洗腰子，厝舅也是糖尿病，左腳二根趾頭都截了，我現在吃藥控制得不錯，但是擔心小孩會遺傳到…」 護理師：「我懂你的擔心，糖尿病原因很複雜，除了遺傳，和個人體質、飲食、睡眠…也有關。可以鼓勵孩子們定期健康檢查，如果有問題早點發現早點治療。現在糖尿病有藥可醫，配合飲食和運動控制，就可以預防腎臟、神經和血管的併發症。」 護理師轉知：「下個月 5 號我們在里辦公室辦三高篩檢，歡迎有空過來喔！」	有效溝通、同理心表達及傾聽行為等 (Sheppard-LeMoine et al., 2021)

幕 次	訪視情境	教學重點
第四幕	護理師說明要測量血糖並介紹用物後， 「現在幫阿姨測血糖…阿姨想測哪隻手指頭？…測完血糖了，酒精棉要壓住，不流血了再放開。」 王阿姨：「謝謝護理師。」 護理師:「血糖有點高喔，183 mg/dl，王阿姨，您記得午餐吃什麼嗎？」 王阿姨支支吾吾：「喔…我常常吃過就忘記了，但是最近芒果正當時，很甜很好吃，吃了喇嘴會多吃一兩塊…」「我從小就很喜歡吃水果，飯後一定要有水果才有吃飽的感覺。」「有時候天氣熱，沒食慾，就吃一個碗粿或是涼的（冷飲）也是一餐。」 護理師：「不是都不能吃，只是量要稍微控制一下。」「要改變長久以來的習慣真的很困難，阿姨很努力了，再試試看能不能控制得更好一點，血糖穩定才能減少合併症發生。」	護理指導前的評估、護理指導融入生活機會教育、與案家討論照護改善計畫

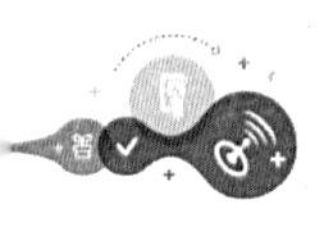

9-4 討論與回饋重點

以下針對四幕中之學習目標進行討論並提出教師於教學過程中之回饋重點。

一、第一幕

1. 身分辨識與自我介紹：說明訪視者身分及目的，並藉此與案家建立關係，透過自我介紹，表明身分，出示識別證件，說明來意與訪視目的取得對方信任。
2. 維持社交禮儀並且表達尊重：在進入案家時尊重案家與家屬並維持社交禮儀。過程應態度溫和有禮，須等案家邀請入內，不可冒進。

二、第二幕

1. 表達對個案的關心，建立信任關係（蕭，2020）：家庭訪視必須恪守倫理原則，積極維護個案隱私，遵守保密原則，尊重個案自主權，及同理對方感受。
2. 與個案說明訪視目的，了解個案之需求並聚焦問題：在打完招呼之後，應該有目的性的會談，漸漸聚焦主題，盡量能具體的提問和回答。

三、第三幕

1. 評估過程中與案家互動時，專注聆聽，同理個案感受：可以眼神、點頭、重述等適時適切回應。

2. 有效溝通：家庭訪視前必須先了解個案的教育程度與社經背景，說對方聽得懂的話，避免使用專業術語或艱澀的成語等；使用開放式問句，避免封閉式問句。

四、第四幕

1. 評估需求及提供護理指導：在執行技術與評估前需諮詢個案之意願與狀況，並視情況調整護理指導與照護內容，並利用案家的需求與疑惑進行機會教育，以提升護理指導成效（苗，2020）。

2. 避免教條式護理指導內容：同理及了解個案飲食控制的困難點，與案家討論循序漸進的改善計畫，並安撫家屬的情緒（苗，2021）。

9-5 成效評值

成效評值方式包括：

1. 運用 Virti 平臺，設計針對四幕中之教學重點，設計觀看 Virti 影片後立即回饋評量問題，給予評分。

2. 在觀看 Virti 影片後課程討論與角色扮演的回饋中，學生能表現出完成認知目標、技能目標、及情意目標至少各一項。

3. 指定課前閱讀家庭訪視與慢性病照護相關書籍章節，並於課後完成反思報告（500 字內），需閱讀並使用相關 5 年內英文文獻一篇。

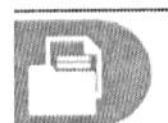

參考文獻 REFERENCE

苗迺芳(2021)・健康促進與衛生教育・於陳靜敏總校閱，*社區衛生護理學*（8 版，118-134 頁）・華杏。

苗迺芳(2020)・衛生教育・於陳靜敏總校閱，*社區衛生護理學*（11，127-142 頁）・新文京。

蕭伃伶(2020)・家庭護理・於陳靜敏總校閱，*社區衛生護理學*（11 版，315-318 頁）・新文京。

Sheppard-LeMoine, D., Aston, M., Goldberg, L., MacDonald, J., & Tamlyn, D. (2021). Empowering public health nurses and community home visitors through effective communication relationships. *Nursing Reports, 11*(3), 652-665. https://doi.org/10.3390/nursrep11030062

作者：童恒新、陳怡妏、林哲瑋

綜合臨床實習：腹瀉之臨床推理

10-1 教學目的與目標

1. 以護理專業知識與實證理論為基礎，評估個案的健康問題及健康需求。
2. 運用護理過程及批判性思考，提供具個別性、整體性、持續性的照護。

10-2 評量標的與設計

1. 教案第一幕：透過焦點式收集病史與身體評估，加上臨床推理過程，找出個案可能的健康問題。
2. 教案第二幕：依據個案可能的健康問題，給予適當之護理照護措施。

10-3 教案內容與腳本

案例： 一位 30 歲男性，呂大明先生，主訴發燒、腹瀉兩天，入急診求治，體溫：38.5℃、脈搏：90 次／分、呼吸：18~20 次／分、血壓：130/60 mmHg、血氧濃度：97%。

一、第一幕重點

收集病史及身體評估，推理出可能之健康問題。

場景	腳本
急診檢傷區	N：護理師，P：個案
發燒問診	N：「您好，我是急診護理師，許煒寧，您叫什麼名字呢？」 P：「我是呂大明。」 N：「過去 2 週是否有國內外旅遊呢？」 P：「沒有」 N：「您的工作是？」 P：「服務業。」 N：「最近是否曾接觸來自國外有發燒或呼吸道症狀的人？你身邊是否有相同診斷的人？」 P：「沒有。」 N：「同住家人或朋友有正在接受隔離？或有出現呼吸道症狀的嗎？」 P：「都沒有。」 N：「發燒什麼時候開始的？最高燒到幾度？自己有服用退燒藥嗎？」

場 景	腳 本
發燒問診（續）	P：「昨天晚上開始發燒的，大概 38.5 度左右，我沒有吃退燒藥。」 N：「有出現咳嗽、喉嚨痛或流鼻水之症狀嗎？」 P：「有輕微咳嗽，沒有流鼻水，不會喉嚨痛。」 N：「咳嗽有痰嗎？還是乾咳？」 P：「沒有痰，是乾咳。」 N：「有頭痛或頸部僵硬的情形嗎？」 P：「沒有。」 N：「會覺得四肢關節疼痛嗎？」 P：「不會，四肢輕微肌肉痠痛而已。」
腹瀉問診	N：「腹瀉從什麼時候開始的呢？」 P：「昨天晚上開始的。」 N：「腹瀉的時後會合併腹痛嗎？」 P：「不會」 N：「有沒有伴隨噁心嘔吐呢？」 P：「一點噁心感，沒有嘔吐。」 N：「一天內腹瀉次數大概幾次呢？」 P：「今天，大概已上了 5 次了。」 N：「糞便的性狀如何呢？」 P：「稀水狀，呈現黃色。」 N：「最近兩天有額外吃什麼嗎？例如果汁、汽水、奶製品。」 P：「我這兩天吃的東西都跟平常一樣，而且都是家裏煮的，平時我也不喝牛奶。」

場景	腳本
腹瀉問診（續）	N：「近期有使用抗生素嗎？」 P：「沒有。」 N：「你以前有什麼慢性病？需要每天吃藥？」 P：「沒有。」 N：「最近 2 週沒有吃什麼中西藥或保健食品？」 P：「沒有。」
身體評估	**視診** N：「胸腹部看起來沒有疤痕、沒有瘀青。」 **聽診** 胸部：N：「聽起來為濕囉音。」 腹部：N：「聽起來有一點腸胃蠕動過快喔！」 **叩診** 胸部：N：「現在幫你叩診胸部…，聽起來正常。」 腹部：N：「現在幫你叩診腹部…，聽起來正常。」 背部：N：「請你轉過去一下，我幫你看一下背部，等一下會敲你的背後，會痛要跟我講喔！」 **觸診** 頭頸部淋巴結：N：「摸起來頸部淋巴結有點腫大喔！」 胸部：N：「我摸一下您胸前喔！」 腹部：N：「接下來請您躺平，腳彎曲，露出肚子，若覺得會冷，要跟我講喔。」 P：「好。」 N：「我現在要做淺觸診和深觸診，會覺得肚子痛的話，請告訴我痛的位置。」 N：「我現在要做一些特殊的腹部檢查，若我做的時候會覺得右下腹痛，請告訴我。」 P：「好。」

二、第二幕重點

依據可能的健康問題，給予適當之護理照護措施。

場景	腳本
急診留觀區	D：醫師　N：護理師　P：個案
醫師評估	生理監視器警報響起 體溫：38.6℃、脈搏：110 次／分、呼吸：20 次／分、血壓：130/60 mmHg、血氧濃度 88% N：「你現在血氧濃度變低，心跳變快，你會覺得呼吸喘或不舒服嗎？」 P：「不會，呼吸很平順耶，沒有不舒服。」 N：「我先幫您戴上鼻導管，先給你一些氧氣，我先去報告醫師。」 N：「王醫師，觀察區呂先生，血氧濃度降低喔。」 D：「我先幫你聽診一下肺部，目前兩側聽起來正常，剛剛照的胸部 X 光，看起來大致上正常，無肺炎徵象，但是目前您血氧濃度變低，可能需要密切觀察，怕有其他肺部問題，現在要等待其他檢驗報告。」

10-4 討論與回饋重點

一、第一幕討論

發燒的定義為身體內部的中心體溫 ≥ 38℃ (Young et al., 2018)，為急診常見的主訴，完整的病史詢問在鑑別診斷上相當重要，於檢傷處應立即掌握 TOCC 詢問（旅遊史 travel history、職業史 occupation、接觸史 contact、群聚史 cluster)(圖 10-1)。成人常見發燒常見健康問題包括：上呼吸道感染、腸胃系統感染、泌尿道感染及骨盆腔炎症反應。

腹瀉病生理型態分為滲透型、分泌型、滲出型或蠕動型，其中以分泌型腹瀉和滲透型腹瀉為常見，兩者通常可以透過病史來區分，因為滲透型常見於飲食之型態，且通常不會在夜間或禁食期間發生(Monasterio, Hartl, & Hasselblatt, 2020)，成人急性腹瀉定義為一天排出三次以上的未成形糞便或是一天排出的未成形糞便重量超過 200 公克，可能合併噁心及腹痛不適。急性腹瀉伴隨發燒的常見健康問題包括：沙門氏菌感染、曲狀桿菌感染及使用抗生素導致的腹瀉(Dains, Baumann, & Scheibel, 2020)，需評估有無有脫水之徵象，例如出現心搏過速、血壓降低、口渴、皮膚皺褶、虛弱、舌乾、少尿等(Gale, & Wilson, 2016)。

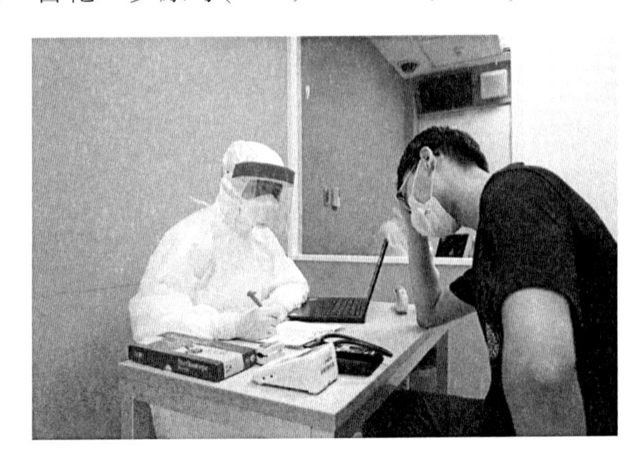

圖 10-1　護理師收集病史，並針對發燒與腹瀉進行問診

透過 OLDCARTS 問診，包括 Onset（何時開始）、Location（位置）、Duration（持續時間）、Character（特徵）、Aggravating factors（加重因子）、Relieving factors/radiation（減緩因子）、Treatment（治療）、Severity（嚴重度），彙整其發燒及腹瀉相關問診資料，執行胸部及腹部身體評估檢查，依據其症狀群集之先備知識，推理出可能之健康問題（圖 10-2）。

二、第一幕回饋重點

1. 焦點式收集病史與身體評估。
2. 運用臨床推理過程，找出可能的健康問題。

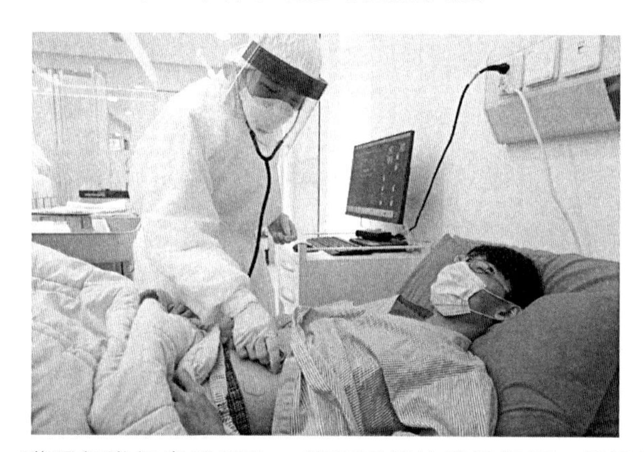

圖 10-2　護理師進行身體評估，找出可能的健康問題，給予適當之護理照護措施

三、第二幕討論

個案主訴發燒腹瀉入院，初期臨床表現類似腸胃系統疾病，但後期卻出現異常生命徵象變化（體溫：38.6℃、脈搏：110 次／分、呼吸：20 次／分、血壓：130/60 mmHg、血氧濃度 88%），

血氧濃度降低，呼吸平順無不適，需再次執行身體評估檢查，並收集影像學及實驗室數據，搭配醫師診斷及確診之健康問題，給予適當的照護措施。

四、第二幕回饋重點

1. 分析異常生命徵象及實驗室檢查數據之數值。
2. 鑑別出健康問題給予適當的照護措施。

10-5 成效評值

1. 評值方式(一)：使用 Virti 平臺，設計呼應教學重點之選擇式評量問題，題數及分數由教學者自訂。
2. 評值方式(二)：依據客觀結構式臨床測驗(objective structured clinical examination, OSCE)原則設計呼應教案標的之檢查表(checklist)，包括：
   (1) 焦點式收集病史。
   (2) 正確選擇執行該系統之身體評估。
   (3) 當出現異常狀況時，依據生命徵象變化、身體評估資料及實驗室數據，推理可能之健康問題。
   (4) 針對確立之健康問題，給予適當的照護措施。

   其評分標準採三分計分法，分別為「完全做到」2 分、「部分做到」1 分、「沒有做到」0 分（表 10-1）（薛、樓，2017；劉等，2019；Solà-Pola et al., 2020）。

3. 評值方式(三)：包含兩個部分：
   (1) 提供參考書的章節，讓學生進行課前閱讀、觀看 Virti 影片及課後反思報告（300 字內）。
   (2) 同步或非同步老師反饋及課後作業（500 字內的教案主題延伸之文獻閱讀，包括兩篇 5 年內文獻，至少含一篇英文文獻）。
4. 評值方式(四)：學生自覺學習成效調查（0~10 分），由數字評定量表評估計算，最大的數字 10 分為自覺高學習成效，最小的數字 0 分為自覺低學習成效，其餘的代表中間的各個數值。
5. 評值方式(五)：學生學習滿意度問卷評量（1~5 分），採用李克特量表(Likert scale)，非常滿意 5 分、滿意 4 分、尚可 3 分、不滿意 2 分、非常不滿意 1 分（表 10-2）。

➲表 10-1　評分標準

面向／評估項目	完全做到 2 分	部分做到 1 分	沒有做到 0 分
1. 焦點式收集病史			
1-1　TOCC 詢問			
1-2　發燒問診			
腹瀉問診			
2. 身體評估			
2-1　視診胸部及腹部			
2-2　聽診胸部及腹部			
2-3　叩診胸部及腹部			
2-4　觸診胸部及腹部			
2-5　執行腹部特殊檢查			
羅氏徵象(Rovsing sign)			
腰大肌徵象(Psoas sign)			
閉孔肌徵象(Obsturator sign)			
墨菲氏徵象(Murphy's sign)			
3. 異常狀況的判斷			
3-1　能夠發現心跳次數異常			
3-2　能夠發現血氧濃度異常			
4. 確立健康問題給予照護措施			
4-1　能正確選擇用氧的模式			

➲表 10-2　李克特量表

項目	題目	非常不滿意	不滿意	尚可	滿意	非常滿意
1	有助於提升我執行臨床實務之能力	1	2	3	4	5
2	有助於促進我的主動學習	1	2	3	4	5
3	有助於讓我學習連結學理與臨床實務	1	2	3	4	5
4	有助於提升我執行臨床實務之自信心	1	2	3	4	5
5	有助於促進我認識臨床情境	1	2	3	4	5
6	整體效益	1	2	3	4	5

➋ 教案影片連結

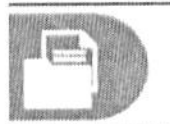

參考文獻 REFERENCE

劉莉妮、汪慧鈴、邱月娥、馮容芬、張嘉娟(2019)・運用客觀結構式臨床技能測驗結合翻轉教學於護理課程之教學成效探討・*台灣擬真醫學教育期刊*，*6*(2)，4-14。doi: 10.6582/JTSSH.201912_6(2).0001

Shelmerdine, S., & North, T., Lynch, J., & Verma, A. (2017)・*OSCE 臨床技能測驗完全攻略：案例分析與評分準則*（樓岳銘譯）・合記。（原著出版於 2012）

Dains, J. E., Baumann, L. C., & Scheibel, P. (2020). *Advanced health assessment and clinical diagnosis in primary care* (6th ed.). Mosby.

Gale, A. R., & Wilson, M. (2016). Diarrhea: Initial evaluation and treatment in the emergency department. *Emergency Medicine Clinics of North America, 34*(2), 293-308. https://doi.org/10.1016/j.emc.2015.12.006

Monasterio, C., Hartl, C., & Hasselblatt, P. (2020). Acute and chronic diarrhea: A roadmap to differential diagnosis and therapy. *Deutsche Medizinische Wochenschrift, 145*(18), 1325-1336. https://doi.org/10.1055/a-0944-8523

Solà-Pola, M., Morin-Fraile, V., Fabrellas-Padrés, N., Raurell-Torreda, M., Guanter-Peris, L., Guix-Comellas, E., & Pulpón-Segura, A. M. (2020). The usefulness and acceptance of the OSCE in nursing schools. *Nurse Education In Practice, 43*, 102736.

Young, P. J., Nielsen, N., & Saxena, M. (2018). Fever control. *Intensive Care Medicine, 44*(2), 227-230. https://doi.org/10.1007/s00134-017-4969-8

國家圖書館出版品預行編目資料

擬實境教案設計手冊：臨床沉浸感之擴增／童恒新、吳昆家、陳念筠、梅禑、黃淑鶴、楊曼華、侯宜菁、甘佩鑫、胡慧蘭、陳俞琪、廖媛美、陳品伃、陳怡妏、劉佩青、陳紀雯、黃晨娟、蔡慈儀、孫志琪、鍾侑倫、楊秋月、鄭淑琴、周承珍、周明慧、林承霈、王子芳、林哲瑋、宏達國際電子股份有限公司編著.－初版－新北市：新文京開發出版股份有限公司，2022.05

面；　公分

ISBN　978-986-430-817-0（平裝）

1.CST：護理學　2.CST：虛擬實境　3.CST：數位學習

虛擬實境教案設計手冊：臨床沉浸感之擴增　（書號：**B462**）

總校閱	童恒新
編著者	童恒新　吳昆家　陳念筠　梅　禑　黃淑鶴 楊曼華　侯宜菁　甘佩鑫　胡慧蘭　陳俞琪 廖媛美　陳品伃　陳怡妏　劉佩青　陳紀雯 黃晨娟　蔡慈儀　孫志琪　鍾侑倫　楊秋月 鄭淑琴　周承珍　周明慧　林承霈　王子芳 林哲瑋　宏達國際電子股份有限公司
出版者	新文京開發出版股份有限公司
地　址	新北市中和區中山路二段 362 號 9 樓
電　話	(02) 2244-8188（代表號）
F A X	(02) 2244-8189
郵　撥	1958730-2
初　版	2022 年 5 月 2 日

建議售價：350 元

法律顧問：蕭雄淋律師

ISBN　978-986-430-817-0

New Wun Ching Developmental Publishing Co., Ltd.
New Age · New Choice · The Best Selected Educational Publications—NEW WCDP

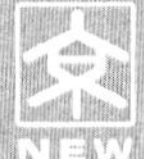

新文京開發出版股份有限公司

新世紀・新視野・新文京－精選教科書・考試用書・專業參考書